WENN MORGEN ALLE APOTHEKEN SCHLIESSEN

DURCH EIGENVERANTWORTUNG INS LEBEN ZURÜCK

2. Auflage 2019

sascha m. jorkowski

Haftungsausschluss

Die hier vorgestellten Stoffe und Substanzen sowie die Vorgehensweisen sollen dem Leser zur Information dienen und unterliegen vollständig seinem eigenen Urteilsvermögen. Sie stellen keinen Ersatz für medizinisches Fachwissen dar. Sie ersetzen nicht die fachlich fundierte Diagnose, Beratung oder Therapie beim ganzheitlich arbeitenden Arzt oder Heilpraktiker. Der Autor hat sich bemüht, alle Aspekte der beschriebenen Stoffe und Substanzen verständlich und detailliert erläutert zu haben. Externe Informationen möglichst genau und vollständig beschrieben wieder zu geben. Dennoch wird für eventuell fehlende, ungenaue oder fehlerhafte Inhalte oder Widersprüche keine Verantwortung oder Haftung übernommen, weder vom Autor noch vom Verlag. Weder der Autor noch der Verlag haften für Schäden, welcher Art auch immer, die sich aus der Anwendung der aus diesem Werk geschilderten Methoden ergeben. Insbesondere übernehmen wir keine Haftung für Verbesserungen sowie Verschlechterungen des Gesundheitszustandes des Lesers bzw Anwenders.

Es sollte niemals ein schulmedizinisches Medikament eigenmächtig abgesetzt und/oder durch ein alternatives Mittel ersetzt werden, Die Einnahme sollte stets mit dem behandelnden Arzt abgesprochen werden.

2. Auflage, November 2019

KERNGESUND IM LEBEN-Verlag ©

ISBN 978-3-00-058445-9

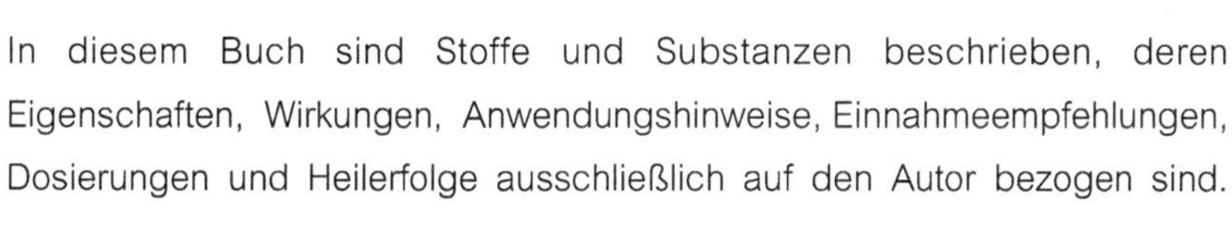

In diesem Buch sind Stoffe und Substanzen beschrieben, deren Eigenschaften, Wirkungen, Anwendungshinweise, Einnahmeempfehlungen, Dosierungen und Heilerfolge ausschließlich auf den Autor bezogen sind.

(Produktbezogene Heilaussagen darf leider nur die Pharma-Industrie tätigen)

INHALT

Vorwort

Ich schreibe dieses Buch, um dich dazu zu ermutigen, die Verantwortung für deine Gesundheit nicht an der Türschwelle zum Arzt abzugeben. Wenn die Schulmedizin wirklich helfen würde, dann müßten viele Ärzte ihre Praxen aufgeben, weil nach und nach die Patienten ausbleiben würden. Dabei ist das Gegenteil der Fall, die Wartezimmer mit hilfesuchenden Patienten quellen über. Die Pharmaindustrie müßte keine Nahrungsergänzungsmittel und natürliche Heilmittel verunglimpfen oder gesetzlich verbieten lassen (siehe Strophanthin), wenn sie nicht Angst um ihr "Gesundheits-Monopol" hätte. Blutdruck- und Cholesterin Richtwerte müßten nicht sukzessive nach unten korrigiert werden, um noch mehr Patienten zu generieren, um sich die Taschen noch weiter mit Geld zu füllen. Mit dem Hintergrund, alle sollen chemische Medikamente einnehmen, auch die Gesunden. Austherapierte Patienten, die kurz vor dem Sterben sind, würden nicht noch mit allen Mitteln dazu gebracht, massenweise chemische Medikamente in sich hinein zu stopfen, um selbst noch mit den Sterbenden Geschäfte zu machen. Von der verbrecherischen "Impf-Industrie" möchte ich erst gar nicht sprechen, da dieses Thema ein ganzes weiteres Buch füllen würde.

Der Arzt behandelt in der Regel nicht die Ursache deiner Krankheit, sondern nur die Symptome. Er ist also Symptombehandler. Ich gebe dir ein Beispiel: Du gehst zum Arzt, weil du Bandscheibenprobleme hast. Meistens bekommst du dann Schmerzmittel und vielleicht noch Entzündungshemmer oder wirst gleich zur Operation weitergeleitet. Was dir der Arzt leider nicht sagt, ist, dass Knorpelabbau mit natürlichen Stoffen gestoppt und Knorpelgewebe sogar wieder aufgebaut werden kann. Was er weiterhin verschweigt ist, dass die Knorpelmatrix deiner Bandscheiben wasserspeicherfähig sein muss und dass du deine Schmerzen besser mit natürlichen Mitteln und ohne Nebenwirkungen bekämpfen kannst. Was du dafür wirklich brauchst, erfährst du in diesem Buch.

Ich möchte dir dadurch nur klarmachen, dass die meisten Ärzte im Grunde auch nur Unternehmer sind, die teure Apparaturen, sowie ihr Personal und irgend welche Kredite bezahlen müssen. Und aus diesem Grund möglichst viele chemischen Medikamente verschreiben, die ihnen durch den machtvollen Lobbyismus der Pharmaindustrie aufgedrängt werden, um uns weiterhin als Kunde zu behalten. Wenn du das begreifst und wirklich in dein Bewusstsein aufgenommen hast, dann solltest du dich auf den Weg begeben, eigenverantwortlich deine Gesundheit wieder herzustellen. Das Ganze funktioniert ohne chemische Mittel, sondern mit Hilfe natürlicher Substanzen, die auch in diesem Buch beschrieben werden.

Nach langjährigen chronischen Magen-Darmbeschwerden, hohem Blutdruck (Hypertonie), Augeninfarkt (Venen-Ast-Verschluss der linken Netzhaut), Burnout, totaler Übersäuerung und unzähligen Arztbesuchen, habe ich lange gebraucht, bis ich begriffen habe, dass ich nur durch Eigenverantwortung und durch natürliche Stoffe gesund werden kann. Nicht Symptome bekämpfen, sondern die Ursache. Und es ist meist ein Mangelzustand, der krank macht. Mangel an Vitaminen, Mineralien, Spurenelementen und anderen natürlichen gesundmachenden Stoffen und Substanzen.

Ich brauche, Gott sei Dank, keine chemischen Blutdruck- und Cholesterinsenker mehr, keine unnatürlichen Blutverdünner, keine aluminiumhaltigen Säureblocker, keine künstlichen Magen-Darm Pillen, noch irgendwelche pharmazeutische Blutzuckerregulierer und keine chemischen Bandscheibenschmerzen unterdrückenden Kapseln. Ich bin überaus dankbar, dass ich die Schulmedizin, nur bei wirklich notwendigen Operationen oder als Unfallchirurgie bräuchte, wo sie auch unbestritten außergewöhnliches leistet.

Die Tatsache, dass unsere Organe, Knochen, Haut, Schleimhäute und Blutzellen sich in regelmäßigen Zyklen immer wieder erneuern, sollte uns doch zu denken geben, dass wir ständig die Chance haben, diesen Prozess mit natürlichen Mitteln zu unterstützen, anstatt ihn mit chemischen Medikamenten an seiner gottgegebenen gesunden Erneuerung zu hindern. Wir streifen quasi alle 7-10 Jahre alle physische Materie ab und erneuern uns fast komplett. Dieser Vorgang ist den meisten Menschen nicht bewusst und sollte doch unbedingt Hoffnung bei bereits bestehenden Krankheiten geben.

Die Anwendung und Wirksamkeit vieler natürlicher Stoffe und Substanzen werden in diesem Buch auf den Punkt gebracht, aufgezeigt und beschrieben. Dieses Buch basiert auf meinen Erfahrungen mit bestimmten natürlichen Substanzen, die meine Gesundheit ermöglicht haben. Ebenso zeigt es für jedermann elementar wichtige Erkenntnisse auf, die für die eigene umfassende Gesundheitsvorsorge fundamental wichtig sind.

Ich hoffe und wünsche mir, dass möglichst viele Menschen dadurch ihre Gesundheit und Lebensfreude wieder zurückbekommen, denn das ist unser ursprünglicher Zustand.

Ärzte schütten Medikamente,
von denen sie wenig wissen,
zur Heilung von Krankheiten,
von denen sie noch weniger wissen,
in Menschen,
von denen sie nichts wissen.

Voltaire 1694 - 1778

Einleitung

Ein Großteil der Bevölkerung leidet an einer Unterversorgung an Mineralien und Vitaminen. Dies wird bedingt durch die Auslaugung und Überdünnung der Böden, sowie der genetischen Manipulation und Degeneration von Pflanzen. Unsere Lebensmittel können heutzutage oftmals leider nur noch als Füllstoff deklariert werden, da sie ihrer Ursprünglichkeit weitgehendst beraubt wurden. MONSANTO und Konsorten treiben diesen Prozess, leider mit Zustimmung unserer Politiker, bisweilen auf die Spitze der Unvernunft. Genmanipuliertes Saatgut ist der Anfang vom Ende der echten, natürlichen Nahrung und tut ihr Übriges dazu die Menschen kraftlos und krank zu machen.

Unsere Nahrung ist nichts mehr wert, daher essen und essen wir und werden nicht mehr richtig satt. In unseren Böden und daher auch in unserer Nahrung herrscht, Mikronährstoffmangel. Der amerikanische Mediziner ***Al Sears*** sagte, dass wir heute zehnmal so viel Obst und Gemüse essen müssen wie vor 50 Jahren, um die gleiche Menge an Mineralien und Vitaminen aufzunehmen. Und die Nährstoffe, die dann schließlich in den Nahrungsmitteln verbleiben, zerstören wir dann noch zum Teil mit der Mikrowelle, weil das Erhitzen mit diesem Teufelsgerät, die gleiche Wirkung hat, wie eine Atombombe auf zellulärer Ebene.
Unser Organismus braucht, um nicht einen langfristigen Mikronährstoffmangel zu erleiden, täglich 60-70 Mineralien u. Spurenelemente; 16 Vitamine; 12 essenzielle Aminosäuren und 3 essenzielle Fettsäuren. Der zweifache Nonbelpreisträger Linus Pauling (1901-1994) geht sogar so weit, dass jede Krankheit direkt auf einen Vitamin und Mineralstoffmangel zurückzuführen sei.

Aus diesem Grund sollten wir alles tun, diesen Nährstoffmangel mit natürlichen Nahrungsergänzungen auszugleichen, um nicht den daraus resultierenden vielschichtigen Krankheitsbildern zu erliegen. Wichtig hierbei ist, auf natürliche Nahrungsergänzungsmittel zurückzugreifen. Denn alles was in diesem Bereich künstlich ist, macht den Körper längerfristig krank.

2/3 der Bevölkerung der Industrieländer, leiden bekanntlicher Weise unter Azidose (Übersäuerung) des Körpers. Suboptimale Ernährung mit Fertigprodukten und Mineralienmangel sind oftmals Schuld daran. Daraus resultieren leider auch oft die typischen Zivilisationskrankheiten wie Herz-Kreislauf-Beschwerden, Diabetes und vor allem Magen-Darm-Probleme.

Dieses Buch soll einen Beitrag dazu leisten, diese im Vorfeld aufgeführten Missstände in Eigenverantwortung auszugleichen, um dadurch ein glückliches, gesundes Leben führen zu können.

GESUNDHEIT BEGINNT IM KOPF

Stress, Ärger, Wut und ungewollte Lebensverhältnisse sind zum großen Teil Auslöser von Krankheiten und Gebrechen. Der verhasste Arbeitsplatz oder die ungewollten häuslichen Lebensumstände können auf Dauer schwere physische sowie psychische Krankheiten verursachen. Unverarbeitete Lebenssituationen oder tiefgreifende Erfahrungen im Kindesalter, sowie Schock und traumatische Erlebnisse, sind ebenfalls Indikatoren, für später im Leben sich äußernde körperliche Erkrankungen. Diese Erkenntnis zeigt uns, dass wirkliche Gesundheit viel umfassender ist, als zunächst angenommen. Wenn uns tiefgreifende ungute Tatsachen in unserem Leben klar werden, und wir diese wirklich erkennen und benennen können, haben wir die Möglichkeit diese auch zu ändern und auf zu lösen. Manche Menschen benötigen dazu einen Therapeuten, Coach oder Heiler, der ihnen erst mal die eigene Lebenssituation genauer vor Augen führt und dann Schritt für Schritt die Probleme aufzeigt und Lösungen findet. Menschen die mit sich selber und ihrer Umwelt im Reinen sind, haben die besten Voraussetzungen, glücklich und gesund alt zu werden. Wenn uns die Zusammenhänge zwischen körperlichem Mikronährstoffmangel, Darmsanierung sowie psychischen Defiziten klar werden, haben wir die Möglichkeit, unserem Leben eine ganz neue positive Ausrichtung zu geben.

DIE GRUNDLAGE UNSERER GESUNDHEIT

anorganischer-Schwefel

"Darm gesund - Mensch gesund"

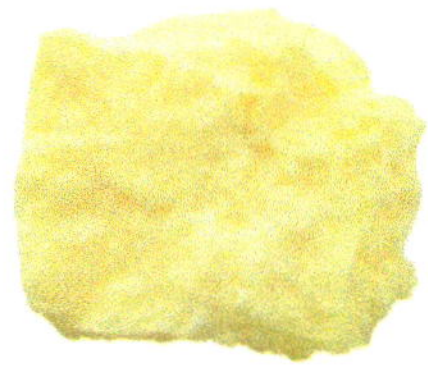

Die Gesundheit sitzt im Darm. Diese Erkenntnis ist bereits seit 5.000 v. Chr. bekannt. Chinesen, Ägypter, Griechen und Römer nutzten die heilsamen Eigenschaften von Schwefel schon damals zur Behandlung ihrer Kranken. Und Hippokrates hat vor 2.000 Jahren Schwefel als elementares Arzneimittel für den Gesamtorganismus eingesetzt. Bedauerlicherweise sind diese und andere fundamentalen naturheilkundlichen Erkenntnisse unserer Vorväter, nach der Gründung der Rockefeller-Foundation im Jahre 1913, alle ausgelöscht worden und heutzutage weitgehend nicht mehr zugänglich. Mittlerweile ist anorganischer-Schwefel als ätzender Stoff verunglimpft und komplett aus dem Bewusstsein der Menschen getilgt, wie so viele andere natürliche und vor allem billige gesundheitsfördernde Substanzen. Anorganischer-Schwefel hat aber durchaus das Potential, unseren Darm auf natürliche Weise zu sanieren und unsere löchrige Darmwand (Leaky Gut-Syndrom) wieder zu schließen.

Unter dem Leaky Gut-Syndrom versteht man die löchrige Dünndarmschleimhaut. Heißt, der Dünndarm ist undicht! Die Folgen dieser Undichtigkeit im Dünndarm ist, dass auch Giftstoffe wie Pilze und unverdaute Substanzen, in den Blutkreislauf gelangen können, die normalerweise mit dem Stuhl ausgeschieden werden sollten. Danach spielt das Immunsystem verrückt, die Folgen sind unter anderem Autoimmunerkrankungen und Allergien. Leider ergeben sich daraus noch vielschichtige andere Krankheitsbilder.

wirkt positiv auf oder bei:

- Darm
- Verdauung
- Entgiftung
- Kraft / Power
- Vitälität
- Herz
- Gelenke
- Knochen
- Muskeln
- Organe
- Gehirn
- Entzündungen
- Depressionen
- Herz-KreislaufSystem
- Schmerzen
- Stoffwechsel
- Hautbild
- Streß
- Immunsystem
- Krebs
- Stimmung
- Blutzucker
- Arterien

Anorganischer-Schwefel kann eingesetzt werden bei:

Magen-Darm-Beschwerden | Verdauungsstörungen | Leaky Gut-Syndrom | Organ-Probleme | Herz-Kreislauf-Beschwerden | Müdigkeitssyndrom | Gefäßerkrankungen | Depressionen | Reizdarm | Multiple Sklerose | Migräne | Zöliakie (Glutenunverträglichkeit) | Hautprobleme | schwachem Immunsystem | Diabetes Typ1 | chronischen Gelenkschmerzen | chronische Muskelschmerzen | Nervosität | chronische Blasen- Vaginalinfekte | Nahrungsmittelunverträglichkeiten | chronischen Blähungen | Rheuma

Symptome von Leaky Gut-Syndrom (löchriger Dünndarm) können sehr vielfältig sein:

Akute u. chronische Darmbeschwerden wie Blähungen, Verstopfung, Durchfall, Bauchkrämpfe • Reizdarm • Allergien • Autoimmunerkrankungen • Nahrungsmittelunverträglichkeiten • Stimmungsschwankungen bis hin zu Depressionen • Hauterkrankungen • chronische Gelenkschmerzen • Konzentrationsstörungen • chronische Müdigkeit • schwaches Immunsystem • Herzerkrankungen • Multiple Sklerose • Diabetes Typ1 • Parkinson • Autismus • Zöliakie (Glutenunverträglichkeit)...

Ursachen für das Leaky Gut-Syndrom (löchriger Dünndarm) können unter anderem zu viel Zucker, Weißmehlprodukte (Gluten), Alkohol, und Medikamente wie z.B. Antibiotika, Cortison oder Chemotherapie sein. Einen Leaky Gut-Test kann man sowohl über den Urin (Lactulose-Mannitol-Test) oder über das Blutserum (Zonulin-Test) oder über den Stuhl (Sekretorisches IgA) durchführen lassen.

Die Wiederentdeckung des anorganischen-Schwefels und die Erkenntnis, dass dieser, bei oraler Einnahme, alle Arten von Krankheiten sogar zur Ausheilung bringen kann, ist ohne Übertreibung als phänomenal zu bezeichnen. Die Darmgesundheit ist von entscheidender Bedeutung für unser Immunsystem und entscheiden für den Schutz vor vielerlei Erkrankungen. Unser allgemeines Wohlbefinden ist vor allem von einer gut funktionierenden Verdauung und einem perfekten Darmmilieu abhängig. Chronische Blähungen, Verstopfung, Durchfall oder Pilze im Darm sind maßgeblich daran beteiligt unsere Lebensqualität zu beschneiden und vor allem unsere Lebensenergie zu begrenzen. Auch in diesem Zusammenhang besitzt elementares-anorganisches-Schwefelpulver, die Eigenschaft, Linderung zu verschaffen und die Erkrankung auszuheilen.
Der anorganische-Schwefel hat außerdem die Fähigkeit lebensspendende negativ geladene Elektronen in unseren Körper einzuschleusen. Unser Körper wird durch anorganischen-Schwefel geradezu mit negativ geladenen Elektronen geflutet, was für unser Wohlbefinden und unsere Gesundheit unabdingbar ist. Jegliche Form von oxydativem Stress wird durch mangelhaft vorhandene negative Elektronen geradezu gefördert.

Amerikanische Elitesoldaten von Spezialeinheiten bekommen täglich 3x1 TL Schwefelpulver zur Einnahme, da das ihre Kampfkraft bzw ihre Fitness enorm potenziert.

Die Wiederentdeckung der heilsamen Wirkung von anorganischem-Schwefel, haben wir Dr. med. habil. Dr. rer. nat. Karl J. Probst Naturheilarzt, Physiker und Autor zu verdanken, der seit über 40 Jahren in diesem Bereich erfolgreich seine Patienten behandelt,

Das anorganische-Schwefel-Pulver sollte immer mindestens die Qualität von 99,9% erfüllen.

In der Zeit der Schwefel-Kur sollte unbedingt 2-3 Liter gutes natürliches Mineralwasser getrunken werden.

Begleitend zu der Schwefel Einnahme, kann man die **Braunalge/Knotentang** (Ascophyllum nodosum) einnehmen. Diese Braunalge hilft dem Körper sich von Giftstoffen zu befreien und liefert zudem wertvolle Vitamine, Mineralien, Spurenelemente und natürliches Jod. Diese Alge fördert die natürliche Ausheilung des Darms in der Kombination mit anorganischem-Schwefel-Pulver und spendet einen wertvollen Beitrag, zur so wichtigen, aber maßlos unterschätzten natürlichen Jod-Zufuhr.

Dosierung:

- 3x tägl. 1/2 - 1TL anorganisches-Schwefel-Pulver zu den Mahlzeiten in ein Glas stillem Mineralwasser einrühren und trinken (der Schwefel löst sich in Wasser nicht auf, daher kann man einen Milchaufschäumer zur Hilfe nehmen oder den Schwefel direkt in den Mund nehmen und mit stillem Mineralwasser nachspülen)
- Braunalge/Knotentang (Ascophyllum nodosum) in Kapselform a` 500mg 2x3 Kapseln tägl. mit einem Glas stillem Mineralwasser einnehmen oder die Braunalge in Pulverform morgens und abends jeweils 1,5g in 100ml stilles Mineralwasser einrühren und trinken

Wichtig: Die Braunalge/Knotentang immer in unbelasteter Bio-Qualität kaufen!

Wichtige Anmerkungen bei der Schwefel-Darmsanierung:

- der Körper sollte während der Schwefel-Behandlung freien Lauf haben
- der Stuhl bzw die abgehenden Darmwinde werden bis zu Ausheilung des Darms furchtbar unangenehm nach faulen Eiern stinken **und sollten auf keinen Fall unterdrückt werden**
- diese Darmgase sind abgestorbene Bakterien, die unbedingt abgelassen werden sollten, ansonsten kann man starke Darmkrämpfe bekommen
- leichte Darmkrämpfe, Durchfall und Blähungen sollten in diesem Zeitraum als Genesung angesehen werden, sind aber nicht obligatorisch
- die Schwefel-Behandlung sollte so lange durchgeführt werden, bis die Darmgase und der Stuhl nicht mehr stinken, das ganze kann sich unter Umständen sehr lange hinziehen, je löchriger der Darm bzw das Darmmilieu gestört ist. Das kann von ein paar Wochen bis zu einigen Monaten dauern
- ein sicheres Zeichen dass der Darm saniert ist, ist, dass Darmwinde und Stuhl nicht mehr furchtbar stinken, sowie dass man kein Klopapier mehr benötigt, heißt, das der Stuhl nicht mehr schmiert
- die Schwefel-Behandlung hat noch eine positive Begleiterscheinung, und zwar, dass Darmparasiten ebenfalls abgetötet und ausgeschieden werden
- im Zuge dessen sollte auch die Ernährung umgestellt werden. Frische, unbehandelte, am besten ungekochte Nahrungsmittel sollten überwiegend auf dem Speiseplan stehen. Backwaren, Fast-Food und Zucker sollten gemieden werden. Glutenfrei und kohlenhydratarm sollte gegessen werden

Anorganischer-Schwefel ist nicht mit **organischem**-Schwefel MSM (siehe Seite 37) zu verwechseln, der aber ebenfalls enorme Möglichkeiten bietet unserer Gesundheit förderlich zu sein.

Elementares-anorganisches-Schwefelpulver 99,9% kann man übers Internt beziehen.1Kg kosten zwischen 5-10.-€.

Braunalge/Knotentang (Ascophyllum nodosum) in unbelasteter Bio-Qualität in Pulverform kann man übers Internet oder im gut sortierten Bio-Laden kaufen. 500g kosten zwischen 15-25.-€. Braunalge/Knotentang in Kapselform a` 500mg 60 Stk kosten zwischen 20-30.-€.

Die Diagnose Bluthochdruck heißt für die Betroffenen fast immer, dass sie den Rest ihres Lebens (chemische) Blutdrucksenker nehmen müssen.

Deutsche Hochdruckliga e.V. DHL

Und genau diesen Weg der chemischen unnatürlichen Medikation wollte ich als Bluthochdruckpatient nicht mehr gehen. Deshalb suchte ich und fand Alternativen, gegen meinen Bluthochdruck sowie gegen alle meine anderen Gebrechen.

sascha m. jorkowski

Nicht Salz (Seinsalz) verursacht hohen Blutdruck, sondern Zucker!

Dr. James DiNicolantonio
American Journal of Cardiology

BLUTHOCHDRUCK vs. CHEMISCHE BLUTDRUCKSENKER

Chemische Blutdrucksenker wirken nicht nur auf den Blutdruck, sondern auf viele andere Körperfunktionen. Organe, Immunsystem, Zellen und Kreisläufe werden durch chemische Blutdrucksenker oft beeinflusst, was Nebenwirkungen und langfristig Schäden zu Folge haben kann.

<u>Mögliche Folgen von chemischen Blutdrucksenkern:</u>

- sämtliche Körperfunktionen, Organe, Zellen und Immunsystem können negativ beeinflusst werden
- Brustkrebs
- Organe können nicht mehr richtig mit Blut versorgt werden
- Durchblutungsstörungen
- Depressionen
- Gehirnstörungen
- Erektionsstörungen
- Asthma...

Chemische Medikamente für den Bluthochdruck wirken eben nicht nur auf den Blutdruck, sondern wirken im ganzen Organismus und das leider nicht immer positiv!

Deshalb sollte die Schulmedizin endlich die natürlichen alternativen Stoffe gegen Bluthochdruck aufzeigen, die es unbestreitbar gibt und die Nebenwirkungsfrei und ohne negativen Spätfolgen eingenommen werden können.

CHOLESTERIN vs. CHOLESTERINSENKER (STATINE)

Cholesterin ist eine harmlose aber überaus wichtige natürliche Substanz, die für die Gesundheit notwendig und unentbehrlich ist. Cholesterin ist eine der essentiellen Bausteine des Organismus und kommt in jeder Zelle vor. Cholesterin wird in jeder Zelle eingebaut und ist nötig um die Zellmembran abzudichten. 93% des gesamten Cholesterins im menschlichen Körper befindet sich in Gehirn, und das sind bis zu 37 Gramm. Das Gehirn braucht Cholesterin, sonst werden wir dement.

- Cholesterin ist lebensnotwendig für die Bildung von Vitamin-D
- Cholesterin ist maßgeblich an der Fettverdauung beteiligt, ohne die wir Fette gar nicht verdauen könnten
- das Gehirn braucht Cholesterin, sonst bekommen wir Gehirnschäden
- Cholesterin schützt Arterien vor Rissen durch raffiniertes-jodiertes-Koch/ Tafelsalz, sonst verbluten wir innerlich
- Krebs-Kranke haben ohne Ausnahme immer einen stark erniedrigten Cholesterin-Spiegel

Die "Colesterin-Lüge" basiert auf einen Versuch aus dem Jahre 1908. Der Mediziner Alexander Ignatowski hat zu diesem Zweck, einem Kaninchen eine Mischung aus Ei und Hirn zu fressen gegeben. Das Kaninchen, ist aber bekanntlicherweise Pflanzenfresser, was den ganzen Versuch an sich schon ad absurdum führt. Das Kaninchen wurde seziert und die Arterien waren natürlich verstopft. Das ist der Ursprung der "Cholesterin-Lüge", die sich bedauerlicherweise bis heute hält.

Mögliche Folgen von Cholesterinsenkern (Statine):

- Muskelschwäche
- Leberschäden
- Nierenschäden
- Diabetes
- Grauer Star
- Herzerkrankungen
- Demenz
- Osteoporose
- Morbus Parkinson
- Nervenschäden...

Aus diesen Gründen sollte man die Einnahme von Cholesterinsenkern (Statine) gründlich überdenken!

Prof. Peter Gotzsche leitet das unabhängigen ***Nordic Cochrance Center*** für klinische Studien in Kopenhagen, mit der Aufgabe, mehr Transparenz bei der Medikamentenzulassung seitens der Pharmaindustrie zu erwirken. Prof. Gotzsche war vor 40 Jahren beim schwedischen Pharmaunternehmen ASTRA im Außendienst beschäftigt, daher kennt er die Vorgehensweise der Pharma von der Basis her. Heutzutage kommen ihm die damals gesammelten Kenntnisse und Erfahrungen zu Gute. Denn er weiß, dass die Pharma-Industrie manipuliert, geheim hält und die Öffentlichkeit mit falschen Informationen irreführt. Inseidern ist es längst bekannt, dass sehr viele Menschen durch Medikamente regelrecht zu Tode kommen. Er will die Menschen daraufhinweisen, dass Medikamente, die dritthäufigste Todesursache, nach Herz-Kreislauf-Erkrankungen und Krebs sind. Und diese Tatsache müsse endlich zum öffentlichen Thema werden.

Gegen jede Krankheit ist ein Kraut gewachsen.

Pf. Sebastian Kneipp 1821 - 1897

HERZ-KREISLAUF / BLUTHOCHDRUCK

Nattokinase

"Natürliche Altenative zu chemischen Blutverdünnern, Blutdrucksenkern und Blutgerinnselauflösern"

wirkt positiv auf oder bei:
Bluthochdruck
Blutviskosität
Blutfluß
Durchblutung
Thrombosen
Verdauung
Gehirn
Gefäße
Herz
Organe
Arterien
Entgiftung
Gelenke

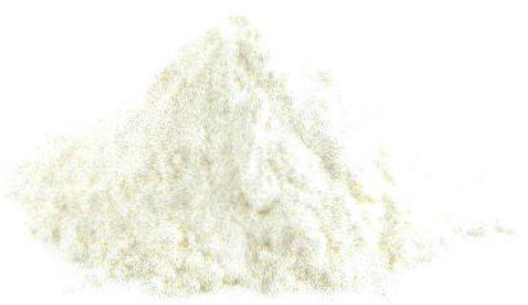

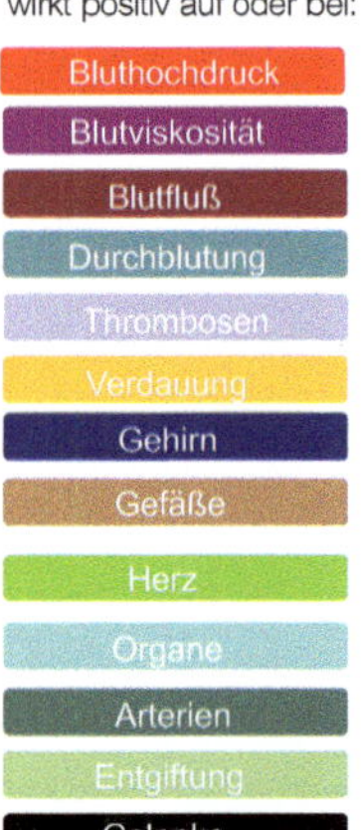

Natto ist eigentlich ein traditionelles japanisches Gericht auf der Basis von Sojabohnen. Der japanische Forscher Dr. Hiroyuki Sumi von der Universität Chicago, suchte nach natürlichen Mitteln für die Behandlung von Blutgerinnseln. Seine Suche endete mit der Erkenntnis, dass das Enzym Nattokinase in der Lage ist Blutgerinnsel aufzulösen. Es ist einzigartig auf der Welt und entsteht durch den aufwendigen Herstellungsprozess des Gerichts Natto.
Nattokinase ist ein fibrinolytische Petidase und ist bei der körpereigenen Auflösung von Blutgerinnseln beteiligt. Petidasen sind Enzyme, die Proteine spalten können, hilft also der Verdauung. Das Enzym hat daher eine vorbeugende und heilende Wirkung auf Blutgerinnsel und Ablagerungen in den Arterien. Nattokinase kann außerdem Ablagerungen und Toxine, unverdaute Stoffe und ähnliche Substanzen abbauen. Nattokinase ist ein starkes und sicheres Thrombolytikum.

Dosierung:

1 - 3 Kapseln a' 100mg / 2.000 FU Nattokinase täglich

Nattokinase ist ganz einfach über das Internet oder im Fachhandel zu beziehen. Der Durchschnittspreis für 30 Kapseln a` 100mg / 2.000 FU liegt bei 20 - 25.- €. Nattokinase sollte kein Vitamin K enthalten und genfrei sein.

Nattokinase kann eingesetzt werden bei:

Thrombosen | Bluthochdruck | Herzerkrankungen | Blutgerinnseln | Schlaganfallprophylaxe | Arteriosklerose | Hämorroiden | Durchblutungsstörungen | Erschöpfung | | Krampfadern | Toxinablagerungen | Magen-Darm-Problemen

HERZ-KREISLAUF / BLUTHOCHDRUCK

Auricularia Pilz

"Natürliche Altenative zu chemischen Blutverdünnern, Blutdrucksenkern"

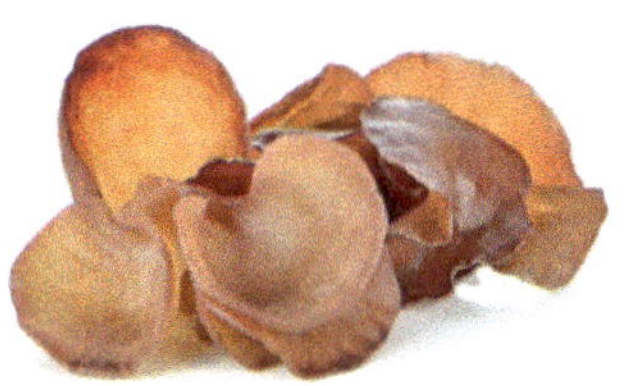

wirkt positiv auf oder bei:

- Bluthochdruck
- Blutviskosität
- Blutfluß
- Durchblutung
- Herz
- Thrombosen
- Gehirn
- Organe
- Gefäße

Der Auricularia auch Judasohr genannt fördert die Durchblutung und verhindert Thrombosen. Im Gegensatz zu chemischen Blutverdünnern, greift der Auricularia Pilz nicht die Gefäßwände an, aber verbessert die Fließeigenschaften des Bluts. Der Auricularia Pilz enthält Adenosin, das bekanntlich das Risiko mindert einen Herzinfarkt, Schlaganfall oder Durchblutungsstörungen zu bekommen. Außerdem wird dem Auricularia Pilz eine entzündungslindernde und Schleimhäute befeuchtende Wirkung nachgesagt, dass sowohl der Lunge als auch dem Darm zu Gute kommt.

Dosierung:

- In Pulverform 2 - 6g Auricularia 1x täglich in wenig Flüssigkeit gut verrühren und trinken.
- In Kapselform 2 - 6 Kapseln a' 500mg Auricularia 2x täglich vor den Mahlzeiten einnehmen.

Auricularia Pilz ist ganz einfach übers Internet zu beziehen. Der Durchschnittspreis für 100g Auricularia Pilz Pulver liegt bei 20- €. Auricularia Pilz immer in Bio-Qualität kaufen. Das Auricularia Pulver sollte aus dem ganzen Pilz hergestellt worden sein (kein Extrakt).

Auricularia Pilz kann eingesetzt werden bei:

Bluthochdruck | Herzrhythmusstörungen | Arteriosklerose | Durchblutungsstörungen | Herzinfarkt- Schlaganfallprophylaxe | Migräne | Thrombose | Krampfadern | schützt Magen - Milz - Dickdarm - Lunge - Leber

HERZ-KREISLAUF / BLUTHOCHDRUCK

OPC aus Traubenkernextrakt

"Natürliche Altenative zu chemischen Blutverdünnern, Blutdrucksenkern"

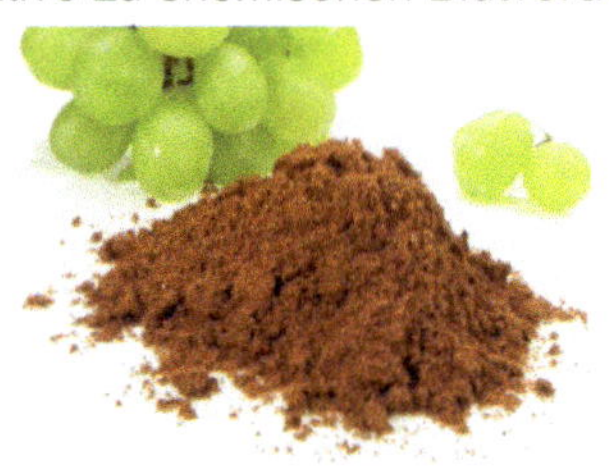

wirkt positiv auf oder bei:

- Bluthochdruck
- Blutviskosität
- Blutfluß
- Gefäße
- Herz
- Gehirn
- Thrombosen
- Durchblutung
- Entzündungen
- Organe
- Arterien
- Entgiftung
- Gelenke
- Hautbild
- Herz-Kreislauf-System
- Knochen

OPC bedeutet Oligomere Proanthocyanidine und wird aus den roten Traubenkernen gewonnen. OPC ist eines der stärksten Antioxidanzien, die es gibt. OPC wird auch als "Zellrostschutzmittel" bezeichnet. Die antioxidative Wirkung von OPC ist 20fach stärker als Vitamin C und 50fach stärker als Vitamin E. OPC ist zu 100% bioverfügbar und wird innerhalb 40Min von der Magenschleimhaut aufgenommen und zirkuliert bis zu 72Std in unserem Blut. OPC macht das Blut dünner und stärkt auch die Wiederstandskraft aller Gefäße und beugt so Herz-Kreislauferkrankungen vor. Nach der einmaligen Gabe von OPC, verdoppelt sich bereits die Elastizität der Gefäße. OPC fördert die Durchblutung und die Ausscheidung eingelagerter Giftstoffe.

Dosierung:

- in der 1. Woche täglich 1 Kapsel a' 120 - 150mg OPC
- ab der 2. Woche täglich 2 Kapseln a' 120 - 150mg OPC

OPC ist übers Internet oder Im Fachhandel zu beziehen. Der Durchschnittspreis für 60 Kapseln OPC a` 150mg liegt bei 20 - 30.- €.

Die Einnahme von OPC sollte 1Std zeitversetzt zur Medikamenten Einnahme erfolgen. Menschen, die auf Rotwein oder Trauben allergisch oder mit Intoleranzen reagieren, sollten Traubenkernextrakt nicht einnehmen. Hier gibt es die Möglichkeit auf OPC aus Pinienrindenextrakt zurückzugreifen.

OPC kann eingesetzt werden bei:

Arteriosklerose | Gefäßprobleme | Bluthochdruck | Augenleiden | Hautproblemen | Schuppenflechte | stärkt das Immunsystem | Herz-Kreislauferkrankungen | Entzündungen | Allergien | Haarausfall | hoher Cholesterin | stabilisiert Knochen - Gewebe - Sehnen | steigert das Wohlbefinden

L-Arginin Base

"Der Gefäßerweiterer"

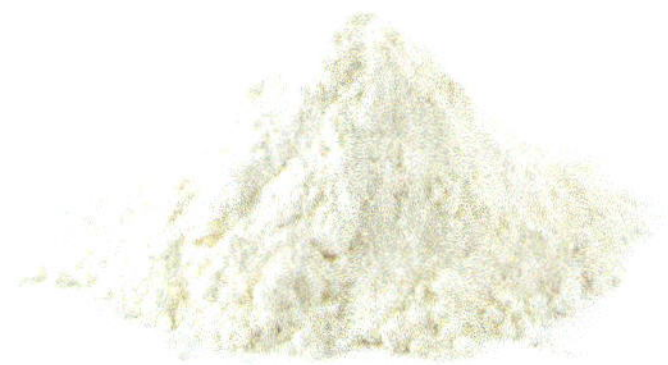

wirkt positiv auf oder bei:

- Gefäße
- Bluthochdruck
- Durchblutung
- Immunsystem
- Thrombosen

L-Arginin zählt zu den lebensnotwendigen Proteinbausteinen, und nimmt gleichzeitig eine Sonderstellung ein. Dieser Botenstoff Arginin entspannt die Muskulatur weitet die Gefäßwände und senkt den Blutdruck. Durch die gefäßerweiternde Wirkung von Arginin, wird die Durchblutung verbessert und gleichzeitig das Herz entlastet. Arginin verhindert die Verklebung der Thrombozyten und die Gefahr der Arteriosklerose wird dadurch verringert. **Nattokinase oder Auricularia Pilz oder OPC haben blutverdünnende Eigenschaften und bieten somit im Verbund mit L-Arginin Base, das gefäßerweiternd wirkt, eine gute Kombination, um Herz-Kreislauferkrankungen entgegenzuwirken und zu bekämpfen.**

Nun gibt es zwei verschiedene Arginin Substanzen:

1. Das L-Arginin **Hydrochlorid** mit einem ph-Wert zw 6 und 6,5 und somit für den Organismus nicht ideal ist, da es im sauren Bereich liegt.

und

2. Das L-Arginin **Base** mit einem ph-Wert zw 10,5 und 12 und somit für den Organismus bekömmlicher ist, da es im basischem Bereich liegt.
   Das L-Arginin Base wird ausschließlich aus kohlehydrathaltigen und somit rein pflanzlichen Grundstoffen durch Fermentation gewonnen.

L-Arginin Base kann eingesetzt werden bei:

Arteriosklerose | Gefäßprobleme | Bluthochdruck | Arthrose | Herz-Kreislauferkrankungen | Haarausfall | Potenzprobleme

Dosierung

- zw 2 - 5g L-Arginin Base täglich aufgeteilt in zwei Dosen, zum Frühstück und zum Abendessen (beginnend mit 2g täglich und um 1g steigernd bis 5g täglich erreicht ist, bzw bis Besserung der Symptome eintritt)
- L-Arginin-Base Pulver 2g in wenig Flüssigkeit ca 50ml (Wasser oder Fruchtsaft) einrühren und trinken 2x täglich
- L-Arginin Base ist selbst bis zur Einnahme von 10g täglich ohne Nebenwirkungen

L-Arginin Base bekommt man in Pulverform oder als Kapseln. Der Durchschnitts-preis für L-Arginin Base Pulver liegt bei 15 - 20.- € pro 500g.
Der Durchschnittspreis für L-Arginin Kapseln 100 Stk a' 500mg liegt zw 20 - 30.- €.
(Falls du L-Arginin Base Pulver einnehmen willst, solltest du es in einem Glas Fruchtsaft ca 50ml mischen, da es scheußlich schmeckt)

Betain & Pepsin

"Das Verdauungsfeuer"

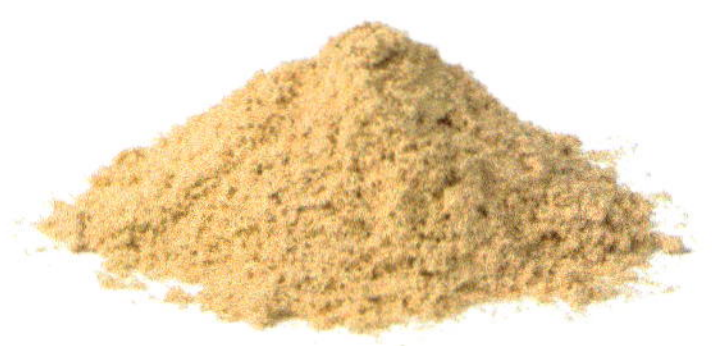

wirkt positiv auf oder bei:

- Verdauung
- Darm
- Herz
- Arterien
- Thrombosen
- Organe
- Kraft / Power
- Durchblutung
- Stimmung
- Vitälität

Der Schlüssel zur vollkommenen Gesundheit, liegt in der perfekten Verdauung. Stehen nicht genug verdauungsfördernde Säfte und Enzyme zur Verfügung, wird unserem Körper enorm viel Energie geraubt, die er für den Verdauungsvorgang der Nahrung aufbringen muss. Ein enormes Plus an Fitness und Wohlbefinden, gehen Hand in Hand, in einer perfekten und schnellen Verwertung unserer Nahrung. Leider leiden sehr viele Menschen an einem zu geringen "Verdauungsfeuer", das wiederum enorm viele Krankheiten und Gebrechen nach sich zieht. Vitamine, Mineralien und andere lebensnotwendigen Stoffe und Substanzen, kann der menschliche Organismus nur durch eine gut funktionierende Verdauung auch aufnehmen, heißt es sich bioverfügbar machen.

Uns fehlt es an Magensäure! Sodbrennen (Reflux) hat normaler Weise nichts zu tun mit, **zu viel** Magensäure, sondern mit, **zu wenig** Magensäure. Der Magen versucht verzweifelt den Speisebrei mit dem bisschen Magensäure in Verbindung zu bringen, um diesen verdauen zu können. Dabei geht der Schließmuskel zwischen Magen und Speiseröhre versehentlich auf, das wiederum zu Sodbrennen und Magenschmerzen führt. Die Pharma-Industrie propagiert, dass wir überschüssige Magensäure haben und dieser, mit giftigen, alluminiumhaltigen, Demenz-fördernden-Säureblockern, entgegenwirken sollen.

Betain & Pepsin kann eingesetzt werden bei:

Magen-Darm-Beschwerden | Bluthochdruck | Durchblutungsstörungen | Verdauungsstörungen | Leber-Problemen | Herz-Kreislauf-Beschwerden | Arteriosklerose | Gefäßerkrankungen | hoher Homocystein | Depressionen | Osteoporose | Probleme bei Eiweiß und Fettverwertung | allgemeine Schwäche und Antriebslosigkeit

Dies ist eine unverschämte, eigennützige Lüge, die der Pharma jährlich 7 Milliarden US-Dollar einbringt. Das Ergebnis hiervon ist, dass wir noch weniger Magensäure produzieren bzw dass das bisschen, was wir noch produzieren, mit diesen giftigen Säureblockern noch neutralisiert wird, was unweigerlich auf lange Sicht, noch zu mehr Sodbrennen, Aufstoßen, Blähungen, Unwohlsein und Folgeerkrankungen führt.

Die oben erwähnten Säureblocker haben gravierende Folgen für unsere Gesundheit:

- Aufnahme von Vitaminen und Spurenelementen wird verhindert
- Folgeerkrankungen aus Mangelerscheinungen
- Zerstörung der Darmflora
- erhöhtes Risiko für Nierenschwäche
- erhöhtes Osteoporose Risiko
- erhöhtes Risiko für Darminfektionen
- erhöhtes Risiko an Demenz zu erkranken...

Die Pharma-Industrie verdient alleine in Europa über 10 Milliarden Euro jährlich an den Säureblockern!

Betain und Pepsin sind verdauungsfördernde Stoffe, die helfen unseren Verdauungsvorgang in dem Maße positiv zu beeinflussen, dass wir aufgenommene Nahrung perfekt verwerten und Inhaltsstoffe bestmöglich aufnehmen können. Betain ersetzt die fehlende Magensäure und Pepsin ist ein eiweißspaltendes Enzym, dass die Aufnahme von Aminosäuren unterstützt. Die gesündeste und ausgewogenste Ernährung nützt uns nichts, wenn uns Magensäure fehlt.

Der pH-Wert im Magen sollte für eine optimale Verdauung unter 1,5 sein. Der Pförtnermuskel, der den Speisebrei aus dem Magen in den Zwölffingerdarm entlässt, braucht diesen niedrigen pH-Wert, sonst bleibt dieser geschlossen. Heißt, die Verdauung funktioniert nicht richtig, was unweigerlich zu Gärungsprozessen und Magenschmerzen führt.

Ein chronisch aufgeblähter Bauch, verschwindet mit der Einnahme von Betain und Pepsin meist nach kurzer Zeit.

Also nochmals, wir haben meist zu wenig Magensäure, nicht zu viel!

Generell erhöhen auch Bitterstoffe (siehe Seite 33) und natürliches Salz (siehe Seite 83) die Verdauungssäfte/Magensäure und fördern die Verdauungsaktivität. Leider sind die meisten natürlichen Bitterstoffe in unserer Nahrung, durch jahrelange Manipulation von Saatgut und Pflanzen, heraus gezüchtet worden.

Die Folgen von zu wenig Magensäure können sein:

• Sodbrennen (Reflux)

• chronische Blähungen, Verstopfung oder Durchfall

• Vitamin-Mangel besonders Vitamin-B12

• Osteoporose

• Histaminintoleranz

• körperliche Erschöpfung

• Glutenunverträglichkeit (Zöliakie)

• Asthma

• Hauterkrankungen

• Nahrungsmittelunverträglichkeiten...

Die fehlende Magensäure ist durch Betain-Hydrochlorid-Kapseln (HCL) gut zu ersetzen. Betain in Kombination mit Pepsin, das für die Eiweißverdauung elementar wichtig ist, sollte sich immer in einem Präparat ergänzen. Eine wichtige Eigenschaft von Betain ist unter anderem noch, dass Homocystein abgebaut werden kann, wodurch das Risiko Herzinfarkte und Schlaganfälle zu erleiden, wesentlich verringert wird. Ebenso kann Betain eine Leistungssteigerung beim Sport bewirken.

Die tägliche Einnahme von 500mg - 2.000mg Betain HCL ist erfahrungsgemäß empfehlenswert, je nach dem wie viel Magensäure fehlt. Zumindest mal Kur weise um natürliche Verdauungsvorgänge positiv anzuregen. Es empfehlen sich Betain HCL plus Pepsin Produkte ein zu nehmen. Es gibt verschiedene Kombi-Präparate, zB

- 325mg Betain HCL plus 75mg Pepsin Kapseln oder
- 650mg Betain HCL plus 150mg Pepsin Kapseln

(Betain sollte allerdings bei Magengeschwüren nicht eingenommen werden)

Dosierung:

- mit 1 Kapsel Betain HCL/Pepsin zu einer großen Mahlzeit mit einem Glas stillem Mineralwasser anfangen (ggf zu allen Hauptmahlzeiten)
- gegebenenfalls die Anzahl der Kapseln verringern oder erhöhen, bis das allgemeine Wohlbefinden hergestellt ist
- für die Darmflora, mit rechtsdrehendem Milchsäurebakterien-Trunk und mit Globulis aus der Rinde eines Urwaldbaums ergänzen

Betain HCL/ Pepsin-Kapseln kann man übers Internet beziehen. 100-Kapseln kosten durchschnittlich zw 15 - 25.- €

Capsaicin Cayenne-Tinktur

"Das Verteilernetz"

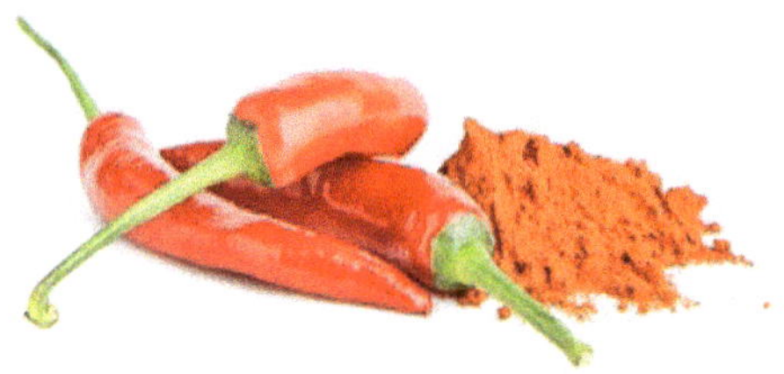

Viele Heilkundige behaupten, dass das Capsaicin im Cayenne, das allumfassendste Mittel aus der Natur, für den Menschen ist. Capsaicin hat die Eigenschaft, das Verteilernetz im Blut, heißt Arterien und Kapillaren (kleinste Blutgefäße) mit Nährstoffen und Sauerstoff zu versorgen. Diese Transportwege sind ein elementar wichtiger Faktor um die Nährstoffe aus den Lebensmitteln auch aufnehmen zu können. Verengungen und Ablagerungen in den Gefäßwänden, beeinträchtigen den Blutfluss und führen zu Durchblutungsstörungen. Das Capsaicin aus der Cayenne, hat die Eigenschaft, das Blut zu verdünnen, sprich die Fließeigenschaften des Blutes zu verbessern und uns somit vor Herz-Kreislauf-Erkrankungen zu schützen. Dauerhafte Gesundheit kann unter anderem nur mit optimalem Blutfluss erreicht werden. Chronische Erkrankungen verschieben sich in Richtung Gesundheit, wenn man den körpereigenen Blutfluss steigern kann und das kann Capsaicin in Form von Cayenne-Tinktur. Und diese Blutflusssteigerung bewirkt Cayenne-Tinktur (Capsaicin) außerdem noch in sekundenschnelle, was bei Herzinfarkt, Hirnschlag oder Kreislaufkollaps, eine wichtige Erkenntnis darstellt. Cayenne (Capsaicin) erweitert die Gefäße um den Blutfluss zu steigern und wirkt, wenn es längere Zeit genommen wird, der Verklumpung

wirkt positiv auf oder bei:

- Darm
- Verdauung
- Blutfluß
- Durchblutung
- Blutdruck
- Blutviskosität
- Thrombosen
- Arterien
- Herz
- Organe
- Vitälität
- Gefäße
- Ausdauer
- Gehirn
- Leber
- Magen
- Knochen
- Muskeln
- Gelenke
- Stoffwechsel
- Blutzucker
- Figur
- Krebs
- Stimmung

Capsaicin Cayenne-Tinktur kann eingesetzt werden bei:

Magen-Darm-Beschwerden | Blutdruckproblemen | Durchblutungsstörungen | Verdauungsstörungen | Leber-Problemen | Herz-Kreislauf-Beschwerden | Arteriosklerose | Gefäßerkrankungen | Pilzinfektionen | Depressionen | chronischen Blähungen | Magengeschwüren | Antriebslosigkeit | Pankreasproblemen | Krampfadern | Rheuma

(Aggregation) der Blutplättchen entgegen.

Capsaicin hat außerdem die Eigenschaft, die Magen-Schleimhaut zu schützen und beschleunigt die Heilung bei Magengeschwüren meist sehr viel besser als die üblichen verschiedenen Medikamente. Bei Blähungen, Übelkeit und Völlegefühl hilft Capsaicin vor allem die Verdauung ungemein anzuregen. Die ganze Verdauungssymptomatik wird mit der Einnahme von Cayenne-Tinktur (Capsaicin) kolossal verbessert und ins Gleichgewicht gebracht, da auch unter anderem der Darm besser durchblutet wird.

Entgegen der allgemeinen Meinung, Schärfe schadet dem Magen, hat Capsaicin die Eigenschaft, genau das Gegenteil zu bewirken.

Diese besondere medizinisch wirksame Qualität entwickelt die Cayenne-Tinktur allerdings erst ab **90.000 H.U.**. Das sind **heat unites** (Hitzeeinheiten) in denen das Cayenne (Capsaicin) eingeteilt wird.

Capsaicin hat außerdem die Fähigkeit als Beschleuniger und Wirkverstärker, die biochemische Funktionen zu optimieren, heißt, die Wirksamkeit und Aufnahmefähigkeit von Vitaminen, Spurenelementen, Mineralien und sonstigen zugeführten Stoffen und Substanzen zu verbessern.

Cayenne-Tinktur (Capsaicin) ist ein so allumfassender Stoff, dass er in diesem Buch genauso gut in der Rubrik **HERZ-KREISLAUF / BLUTHOCHDRUCK** aufgehoben wäre.

Dosierung:

- angefangen mit 3x tägl. 2 Tropfen **Cayenne-Tinktur 90.000 H.U.** in einem Glas stillem Mineralwasser (50-100ml) einrühren und nach der Mahlzeit trinken
- das Ganze steigern bis 3 - 4x tägl. 10-12 Tropfen Cayenne-Tinktur erreicht werden oder bis das allgemeine Wohlbefinden sich einstellt
- keine Angst vor der Schärfe, denn der Organismus gewöhnt sich sehr schnell daran und das Empfinden der Schärfe nimmt sehr schnell ab

(Nicht mit Medikamente zusammen einnehmen)

Cayenne-Tinktur 90.000 H.U. kann man übers Internet beziehen. 30ml (ca 1.200 Tropfen) kosten zw 10-20.-€.

Kurkuma/Kurkumin

"Ein Universalmittel"

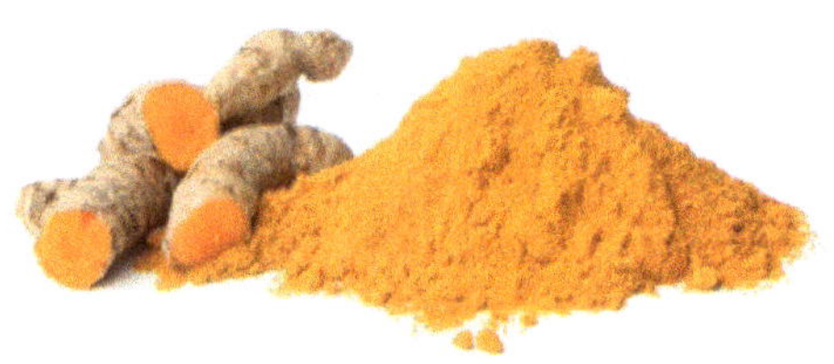

Kurkuma gilt seit Jahrtausenden als eines der bedeutendsten Heilmittel in der indischen und chinesischen Medizin. Zahlreiche Studien haben gezeigt, dass Kurkuma, das den Soff Kurkumin enthält, besser gegen vielerlei Krankheiten und Gebrechen helfen kann, wie chemische Medikamente. Und das ohne schädliche Nebenwirkungen. Kurkuma enthält durchschnittlich ca 4% Kurkumin. Das heißt 1g/1.000mg Kurkumapulver enthalten ca 40mg Kurkumin. Täglich sollte man zur Vorbeugung ca 4 - 6g Bio-Kurkumapulver zu sich nehmen. Diese enthalten ca 160 - 240mg Kurkumin. Es gibt natürlich auch das aus Kurkumapulver extrahierte Kurkumin in Kapselform. Dieses extrahierte Kurkumin ist aber im Verhältnis zu Kurkumapulver wesentlich teurer. Außerdem gibt es leider einige Händler, die Kurkumapulver als extrahiertes Kurkumin verkaufen. Daher empfehle ich, entweder Bio-Kurkumapulver zu kaufen, oder extrahiertes Kurkumin in Kapselform, beim Händler deines Vertrauens. Kurkumapulver sollte man immer im Verbund mit frisch gemahlenem schwarzen Pfeffer eingenommen werden. Dieser schwarze Pfeffer, der Piperin enthält, steigert nämlich die Wirksamkeit um ein vielfaches. Genauso sollte man immer darauf achten, wenn man Kurkumin-Kapseln kauft, dass diese ebenfalls Piperin enthalten.

wirkt positiv auf oder bei:

- Verdauung
- Darm
- Bluthochdruck
- Blutzucker
- Durchblutung
- Gefäße
- Herz
- Thrombosen
- Entzündungen
- Blutfluß
- Immunsystem
- Gehirn
- Organe
- Arterien
- Stimmung
- Ängste
- Krebs

Kurkuma/Kurkumin kann eingesetzt werden bei:

Magen-Darm-Beschwerden | Bluthochdruck | Durchblutungsstörungen | Verdauungsstörungen | Arthritis | rheumatische Schmerzen | Arthrose | Gallenblasen-Darm-Magen-Bauchspeichedrüsenentzündung | Krebs (Vorbeugung u. Bekämpfung von Tumoren) | Gelenkschmerzen | Augenerkrankungen | Alzheimer | Demenz | Cholesterinprobleme | Blutzuckerproblem | leichten Depressionen | Herzprobleme

Verschiedene Einnahmemöglichkeiten:

1. Bio-Kurkumapulver in kalte sowie in warme Gerichte 4 - 6g täglich immer im Verbindung mit frisch gemahlenem schwarzen Pfeffer zur Vorbeugung verschiedenster Krankheiten einnehmen.

   oder

2. Kurkumin-Extrakt in Kapselform 160 - 240mg täglich, darauf achten das den Kapseln Piperin zugesetzt ist, zur Vorbeugung verschiedenster Krankheiten einnehmen.

   oder

3. Bio-Kurkumapulver 4 - 6g im täglichen Smoothie und Tee immer in Verbindung mit frisch gemahlenem schwarzen Pfeffer zur Vorbeugung verschiedenster Krankheiten einnehmen (Rezepte für Tee u. Smoothie: siehe Seite 32)

Natürlich kann man je nach Erkrankung die tägliche Dosis an Kurkumapulver oder Kurkumin-Extrakt Kapseln anpassen. Ich bin der Meinung, dass Kurkuma-Pulver dem Kurkumin-Extrakt vorzuziehen ist, denn die Kurkuma-Knolle wirkt immer im Ganzen. Das währe genau so, wie wenn man einen Geigenspieler in einem Orchester bittet das ganze Musikstück alleine zu spielen, unmöglich!

Schutz des Gehirns:

Kurkuma bzw. Kurkumin besitzt darüber hinaus Eigenschaften, dass die Eiweißablagerungen im Hirn verhindern, sowie auch vorhandene Ablagerungen auflösen kann. Neurodegenerative und entzündliche Prozesse werden verhindert, und den Angriffen freier Radikalen wirkt Kurkuma/Kurkumin entgegen.
Aus zahlreichen Studien geht hervor, dass Kurkuma/Kurkumin als starkes Antioxidans, ein effektiver Schutz vor Alzheimer und Demenz sein kann.

Krebsschutz:

In einem Vergleich der USA und Indien wurde festgestellt, dass Lungen- Dickdarm- Brust- und Prostatakrebs als Erkrankung, in Indien durchschnittlich ca 10 Mal weniger vorkommt als in den USA. Dies wird der indischen Küche zu Gute geschrieben, da diese traditionell einen hohen Einsatz von Kurkuma/Kurkumin im Curry beinhaltet.

Kurkumapulver oder Kurkumin-Kapseln sind in jedem guten Bio-Fachgeschäft oder übers Internet zu beziehen. Es ist darauf zu achten Bio-Qualität zu kaufen.
Der Durchschnittspreis für 1Kg Bio-Kurkumapulver liegt bei 15.- €
Der Durchschnittspreis für 90 Stk Bio Kurkumin-Extrakt-Kapseln liegt bei 25 - 30.- €.

Ingwerwurzel

"Natürlicher Stoffwechselanreger"

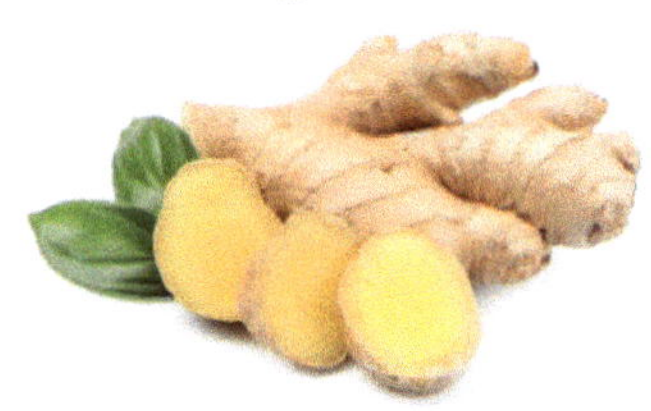

wirkt positiv auf oder bei:

- Verdauung
- Bluthochdruck
- Durchblutung
- Herz
- Entzündungen
- Blutfluß
- Schmerzen
- Immunsystem
- Gelenke
- Krebs
- Darm
- Stoffwechsel

In der traditionellen indischen und asiatischen Medizin, wird Ingwer schon seit annähernd 3.500 Jahren eingesetzt. Die Ingwerwurzel wird bei den unterschiedlichsten Beschwerden benutzt, was in der neueren Zeit viele wissenschaftliche Studien belegen. Die Ingwerwurzel beinhaltet viele gesundheitsfördernde Stoffe, wobei das Gingerol eine sehr positivste Wirkung auf den menschlichen Körper hat. Erwähnenswert währe, dass Gingerole das gleiche Enzym Cyclooxygenase hemmen, wie Acetylsalicylsäure, besser bekannt unter dem Namen Aspirin. Daher kann Ingwer, nebenwirkungsfrei, bei vielerlei Krankheiten und Beschwerden problemlos eingesetzt werden. Neuesten Studien zu Folge, enthält Ingwer den Bestandteil 6-Shogaol, dass bis zu 10.000 Mal effektiver Tumorstammzellen abtöten kann, als die Medikamente, die bei einer Chemotherapie eingesetzt werden. Der Stoff 6-Shogaol entsteht bei der Trocknung von Ingwer zu Ingwer-Pulver, sowie bei der Zubereitung von Ingwer-Tee mit der frischen Ingwer-Knolle und kochendem Wasser. Ingwer, mit seinem besonderen Bestandteil 6-Shogaol, kann natürlich auch zur Krebs-Prävention eingesetzt werden.

Ingwerwurzel kann eingesetzt werden bei:

Magen-Darm-Beschwerden | Bluthochdruck | Durchblutungsstörungen | Verdauungsstörungen | Arthritis | Rheuma | Arthrose | Erkältung | Migräne | Menstruationsbeschwerden | Gelenkschmerzen | Augenerkrankungen | Allgemeinschmerzen | Krebs-bekämpfend

Dosierung:

- Ingwer kann in kalten sowie in warmen Speisen als Gewürz verwendet werden. Ebenso als Ingwerwasser, im Tee oder im Smoothie. Natürlich gibt es Ingwer auch in Kapsel-Form, Tabletten oder auch kandiert.

Ingwerwasser:

- daumengroßes Stück Ingwer schälen und in Scheiben schneiden
- einen Glaskrug mit 750ml - 1.000ml stillem Mineralwasser füllen
- die Ingwerscheiben in den Glaskrug geben und das Ingwerwasser über den Tag verteilt trinken

Tee Rezept: (das ultimativ gesunde Getränk)

- eine Thermoskanne ca 300-500 ml
- 1/2 Daumen großes Stück Ingwer schälen und reiben oder 2 - 5g Bio-Ingwer-pulver dazu geben
- 1 TL bis 1 EL Bio-Kurkumapulver
- 1 Prise frisch gemahlenen schwarzen Pfeffer
- 1 EL gutes Leinöl
- 1 TL bis 1 EL guten Imker-Honig

Das ganze in die Thermoskanne und mit der entsprechenden Menge kochendem Wasser auffüllen. Mindestens 1/2 Std ziehen lassen (vor jedem Schluck umrühren).

Rezept für täglichen Smoothie:

- 1 Bio-Apfel oder anderes Obst
- 1 große Handvoll frischen Blattspinat und Mangold und oder 1Bio-Gurke mit Schale
- 1/2 Daumen großes Stück Ingwer oder 2 - 5g Bio-Ingwer-Pulver
- 1 Prise frisch gemahlenen schwarzen Pfeffer
- 1 EL gutes Leinöl
- 1 gehäufter TL bis 1 gehäufter EL Bio-Kurkumapulver
- 1 TL oder EL guten Imker-Honig
- ca 200 - 400ml stilles Mineralwasser
- alles in den Mixer geben und so lange mixen bis alles zerkleinert ist. Am besten man hat einen Hochleistungsmixer der mindestens 20.000U/Min hergibt.

Ingwerwurzel kann man problemlos in jedem gut sortiertem Bio-Laden kaufen.
Bio-Ingwer-Pulver gibt es ebenfalls problemlos im Bio-Laden oder über das Internt,
1 Kg kostet zw 12 - 19.-€

Schwedenkräuter

"Der Verdauungsanreger"

"Was bitter ist im Mund, ist innerlich gesund"

Maria Treben (1907 - 1991)

wirkt positiv auf oder bei:

- Verdauung
- Darm
- Organe
- Immunsystem
- Entgiftung
- Durchblutung
- Herz
- Entzündungen
- Blutfluß
- Thrombosen
- Organe
- Stimmung

Der berühmte Arzt und Alchemist Paracelsus ist wohl der Erfinder der so genannten Schwedenkräuter. Zur Bekanntheit der Schwedenkräuter "Schwedenbitter" trug wohl die bekannte Heilerin und Kräuterfrau Maria Treben bei. In der heutigen Zeit sind leider die meisten Lebensmittel ihrer so genannten Bitterstoffe beraubt worden, durch Überzüchtung, Manipulation und Degeneration. Gerade deshalb ist es für unsere Verdauungsorgane so wichtig, Bitterstoffe in Form von Schwedenkräutern zu erhalten. Die Schwedenkräuter enthalten vorwiegend pflanzliche Bestandteile, aber auch mineralische Stoffe. Maria Treben, die österreichische Kräuterspezialistin, vervollständigte die Inhaltsstoffe der Schwedenkräuter in flüssiger Form und ist daher ihr ausgereifter Beitrag um vielerlei Leiden und Gebrechen zu mindern.

Dosierung: bei Verdauungsbeschwerden

- 2 bis 3 mal täglich (nach der Mahlzeit) 1 TL bis 1 EL Schwedenkräuter (Bitterstoffe) in flüssiger Form in 100-150ml stilles Mineralwasser oder Tee geben schluckweise trinken (oder pur einnehmen)
- bei Rheuma oder Arthrose die betroffene Stelle mit Schwedenkräuter in flüssiger Form einreiben

Schwedenkräuter/Bitterstoffe in flüssiger Form ohne oder mit Alkohol kann man problemlos in jedem gut sortiertem Bio-Laden oder übers Internet kaufen. Durchschnittspreis für 0,5 Liter liegt bei 30.- €.

Schwedenkräuter können eingesetzt werden bei:

Magen-Darm-Beschwerden | Kreislaufbeschwerden | Durchblutungsstörungen | Verdauungsstörungen | Erkältung | Menstruationsbeschwerden | Gelenkschmerzen | Organbeschwerden | Hals-Nasen-Ohren Beschwerden

Eierschalen-Membran

"Natürlicher Stoßdämpfer"

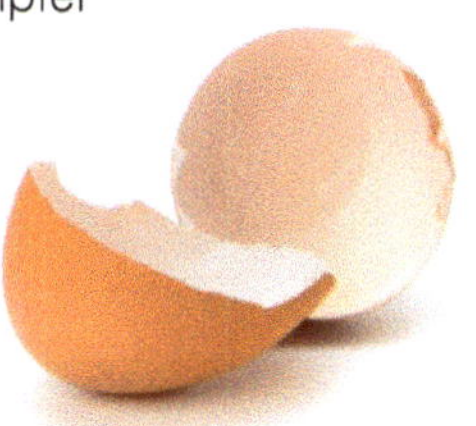

Das Häutchen zwischen der Eierschale und dem Eiweiß nennt man Membran. Dieses Membran schützt den empfindlichen Inhalt des Eis vor Stößen und Erschütterungen, sowie dem Eindringen von Bakterien. Die kollagenhaltigen Fasern der Eierschalen-Membran sind unglaublich fest, aber trotzdem sehr elastisch. Außerdem fanden Wissenschaftler eine Fülle an natürlichen Stoffen in dieser Membran, die sich sehr wirksam gegen Gelenkbeschwerden und zur Knochenheilung eignen. Eierschalen-Membran beinhalten alle wichtigen Nährstoffe zum Schutz und Aufbau der Knorpel und Gelenke.

Eierschalen-Membran beinhalten:

Kollagen Typ 2,5,10 - Hyaluronsäure - Glukosamin - Chondroitinsulphat - Lysozym - Keratansulphat - Dermatansulphat

Diese Stoffe wirken:

entzündungshemmend - abschwellend - und erhöhen die Wiederstandsfähigkeit bei Belastungen.

Eierschalen-Membran schützen vor Knorpelabbau, erhöhen die Beweglichkeit der Gelenke und speichern Wasser in der Knorpelmatrix, das wichtig ist bei der Neigung zu Bandscheibenproblemen.

Dosierung:

- 600 - 1.200mg Eierschalenmembran täglich in Kapselform, je nach Beschwerdegrad
- Eierschalen-Membran in Verbindung mit MSM (Seite 37) ist eine perfekte Kombination

Eierschalen-Membran in Kapselform kann man übers Internet beziehen.
Der Durchschnittspreis für 30Kapsel a` 600mg liegt bei 25 - 35.-€.

Eierschalen-Membran kann eingesetzt werden bei:

Arthritis | Arthrose | Gelenkschmerzen | Bandscheibenproblemen | Knorpelabnutzung | Knorpelabbau | Gelenkentzündung | morgendliche Gelenksteifheit | Knochenproblemen | eingeschränkter Beweglichkeit | Knieproblemen

Magnesiumchlorid

"Ein Universalmittel"

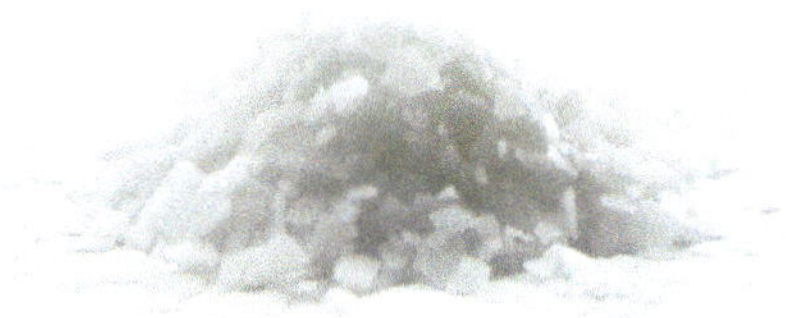

wirkt positiv auf oder bei:

Entzündungen
Arterien
Durchblutung
Bluthochdruck
Verdauung
Gehirn
Schmerzen
Gefäße
Herz
Organe
Arterien
Entgiftung
Gelenke
Stimmung
Hautbild
Immunsystem
Ängste
Knochen
Muskeln

Magnesiumchlorid ist ein zusammengesetzter Mineralstoff, der beim Verdunsten von Meerwasser oder aus Ablagerungen von Urmeeren gewonnen wird. Magnesiumchlorid ist gewissermaßen ein Universalmittel und gesundheitsfördernder Jungbrunnen. Magnesium ist an über 300 elementaren Vorgängen im menschlichen Körper beteiligt.
Der spanische Jesuit "Pater Puig" hat die Zusammenhänge und die Wirksamkeit des Magnesiumchlorids unter anderem entdeckt, die in einem Erfahrungsbericht von "Pater Benno Jose Schorr" niedergeschrieben wurden. Der eigentliche Entdecker des Magnesiumchlorids war der Universitätsprofessor, Chefarzt, und Mitglied der Akademie der Medizin, Pierre Delbet (1861 - 1957). Magnesiumchlorid beugt über 80 Krankheiten vor oder heilt sie. Dies wurde in mehreren Büchern der Ernährungswissenschaftlerin Frau Professor Ana Maria Lajusticia Bergasa von der Universität Barcelona ausgeführt und beschrieben. Die Beschwerden reichen von Skelettproblemen, Verdauungsschwierigkeiten über Herz-Kreislauf Krankheiten, bis zu Depressionen. Selbst Blasen-Nieren- und Gallensteine, löst Magnesiumchlorid in relativ kurzer Zeit auf. Von der Krebsprävention gar nicht erst zu sprechen. Magnesiumchlorid ist also zu recht ein universales "Heilmittel".
Die gemeinsame Ursache von Arthrose, Rheuma und Gicht, ist die chronische Übersäuerung des Körpers (siehe Seite 49).

Magnesiumchlorid kann eingesetzt werden bei:

Arthritis | Arthrose | Osteoporose | Verspannungen | Rheuma | Allergien | Unruhe | Muskelschmerzen | Hautprobleme | Entzündungen | Verdauungsbeschwerden | Bluthochdruck | leichte Depressionen | Muskelzucken | Nervosität | Migräne | Erschöpfung | Herzrhythmusstörungen | Muskelkrämpfe Gefäßprobleme | Gallen-Blasen-Nierensteinen | Schuppenflechte | Asthma | Krebsvorsorge | Schlaflosigkeit

Nun gibt es zwei Möglichkeiten sich mit Magnesiumchlorid zu behandeln.
1. Oral, also in Wasser aufgelöst trinken.
2. Transdermal, (über die Haut) sich mit einem Magnesiumöl einzureiben.

In Magnesiumchlorid sind nur 11,95% pures Magnesium enthalten, der Rest ist ein Chlorid-Anteil von 34,87% und ein Wasseranteil von 53,17%.

- Man sollte noch wissen, dass Magnesiumchlorid oral (also getrunken) nur etwa 30 - 40% vom Körper aufgenommen wird.
- Bei der transdermalen Einnahme (über die Haut) wird Magnesiumchlorid bis zu 90% vom Körper angenommen.

Einnahmemöglichkeiten:

1. Variante oral (trinken)

- du nimmst eine Glasflasche oder einen Glaskrug und füllst dieses Gefäß mit 1 Liter stillem Mineralwasser. Dann wiegst du 33g Magnesiumchlorid ab, und gibst es in dieses Gefäß. Das Magnesiumchlorid löst sich relativ schnell auf. Gut umrühren, fertig ist die Trinklösung.
- Morgens trinkt man ein Schnapsglas voll (4cl), bei Bedarf abends nochmal ein Glas. Wem es nicht schmeckt, der kann problemlos die 4cl Magnesiumchlorid Lösung, in Tee oder Fruchtsaft vermischt trinken.
- Ein Glas dieser 4cl Trinklösung enthält ca 158mg pures Magnesium. Die Menge der Trinklösung kann natürlich bei Bedarf erhöht werden (1ml fertiges Megnesiumöl enthält 3,94mg pures Magnesium)

2. Variante transdermal (über die Haut)

- nimm am besten einen Glaskrug, fülle diesen mit 1 Liter stillem Mineralwasser. Dann wiegst du 250g Magnesiumchlorid ab, und gibst es in den Glaskrug. Das Magnesiumchlorid löst sich relativ schnell auf. Gut umrühren, fertig ist das Magnesiumöl. Besorge dir ein Glaspumpfläschchen (50ml oder 100ml). Fülle dann das fertige Magnesiumöl in das Pumpfläschchen. Deine Haut ist nach dem Baden oder Duschen besonders aufnahmefähig. Besprühe deinen Körper (Arme-Beine-Bauch) mit dem Magnesiumöl und massiere es langsam ein (1ml fertiges Magnesiumöl enthält 29,87mg pures Magnesium)

- 1 Pumpstoß des fertigen Magnesiumöls enthält ca 3,75mg pures Magnesium. Du kannst also deinen Körper gut mit 30 Pumpstößen einsprühen und anschließend einmassieren. 30 Pumpstöße enthalten ca 112,5mg pures Magnesium. Die Anzahl der Pumpstöße kann man natürlich je nach Bedarf auch erhöhen oder verringern

Täglicher empfohlener Magnesiumbedarf laut Deutscher Gesellschaft für Ernährung 300 - 400mg. Manche Magnesiumexperten sind der Meinung 600 - 900mg.
Bei Nierenproblemen sollte man eher eine langsame Steigerung mit Magnesiumchlorid durchführen.

Magnesiumchlorid kann man problemlos übers Internet oder im Fachhandel kaufen. Magnesiumchlorid Hexahydrat, Kilopreis ca 10.- €.

ARTHROSE / KNOCHENPROBLEME

MSM Methylsulfonylmethan (organischer Schwefel)

"Natürliches Schmerzmittel"

wirkt positiv auf oder bei:

- Schmerzen
- Entzündungen
- Entgiftung
- Immunsystem
- Hautbild
- Organe
- Knochen
- Muskeln
- Durchblutung
- Gelenke
- Darm

MSM ist eine organische Schwefelverbindung, die in pflanzlichen, tierischen und menschlichen Organismen von Natur aus enthalten ist. MSM hat sich als Nahrungsergänzungsmittel, bei Erkrankungen des Muskel- und Bewegungsapparats, sowie als Schmerzmittel bewährt. In der heutigen Zeit ist es leider so, dass unsere Lebensmittel nicht mehr die nötigen Mineralstoffe und Spurenelemente enthalten und somit oft Mangelerkrankungen entstehen. Schwefel ist nach Kalzium und Phosphor das dritthäufigste Element im Körper.
MSM verstärkt die Bioverfügbarkeit vieler Vitamine und hilft die Nährstoffe besser zu verwerten. Organischer Schwefel MSM ist ein elementarer Bestandteil von Gelenkkapseln und Gelenkschmiere. Wenn dem Organismus MSM fehlt, kann der Körper die nötigen Gelenkreparaturen nicht mehr durchführen, das heißt, dass Schmerzen und Degenerationserscheinungen autreten können.

MSM organischer Schwefel kann eingesetzt werden bei:

Arthritis | Arthrose | chronische Schmerzen Bewegungsapparat | Rheuma | Allergien | Muskelschmerzen | Hautprobleme | Entzündungen | Verdauungsbeschwerden | zur Entgiftung | Potenz-Probleme | Magen-Darm-Beschwerden

Dosierung: (der Reinheitsgrad von MSM sollte mindestens 99,9% sein)

Bei Schmerzen sollte der Körpereigene Schwefelgehalt aufgestockt werden, bis die schmerzenden Nerven komplett in Schwefel liegen, dann verschwindet der Schmerz. MSM wirkt sehr entgiftend, in manchen Fällen die Dosis langsam steigern.
- bei akkuten Schmerzen 6 - 8g MSM täglich auf 3 Portionen verteilt in einem Glas Wasser aufgelöst einnehmen
- danach als Prophylaxe 1 - 2g MSM täglich in einem Glas Wasser auflösen und trinken

Die letzte Dosis MSM sollte vor 18:00Uhr eingenommen werden, da MSM das Energieniveau anheben kann.

MSM Methylsulfonylmethan kann man übers Internet beziehen. MSM 99,9% Reinheit kostet 1kg im Durchschnitt 10 - 15.-€. MSM 100% Reinheit kostet 500g ca 25.-€.

ARTHROSE / KNOCHENPROBLEME

DMSO Dimenthylsulfoxid

DMSO nennt man auch "flüssige Liebe"

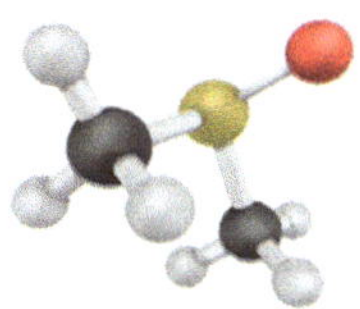

DMSO ist ein Auszug aus Baumrinde und ist eigentlich ein Nebenprodukt der Papierindustrie. Entdeckt wurde DMSO schon 1866 und wurde zum ersten mal 1867 von deutschen Forschern vorgestellt. Aber als Vater bzw. Entdecker von DMSO gelten eigentlich M.D. Stanley W. Jacob und M.D. Edward E. Rosenbaum. Es gibt weltweit über 11.000 wissenschaftliche Artikel über DMSO und dessen medizinische

wirkt positiv auf oder bei:

- Entzündungen
- Gefäße
- Durchblutung
- Entgiftung
- Schmerzen
- Thrombosen
- Gelenke
- Arterien
- Hautbild
- Stimmung

DMSO Dimenthylsulfoxid kann eingesetzt werden bei:

Arthritis | Arthrose | Entzündungen | Krampfadern | Bandscheibenprobleme | Gicht | Durchblutungsstörungen | Hauterkrankungen | Knochenentzündungen | Schmerzen | Thrombosen | Muskelschmerzen | Narben | Neurodermitis | Prellungen | Rheuma | Verstauchungen | Schnappfinger (Trigger-Finger) | Schleimbeutelentzündung | Schuppenflechte | Sehnenentzündung | Verbrennungen | Wunden | Zerrungen | Ekzeme

Anwendungen und Wirksamkeit. Über 100.000 Patientenberichte liegen der FDA in den USA vor. DMSO ist siebenmal sicherer in der Anwendung als Aspirin und hat ein sehr großes Wirkspektrum. Die Vielzahl der Anwendungsmöglichkeiten und bei der Qualität der positiv erzielten Ergebnisse mit DMSO, sollte viel mehr Anwender und Therapeuten auf den Plan rufen!

Äußerliche (transdermale) Anwendung von DMSO:

- DMSO sollte immer einen sehr hohen Reinheitsgrad 99,9% besitzen
- DMSO sollte nie pur, sondern immer in einer dementsprechenden Verdünnung
- die zu behandelte Stelle sollte sauber sein
- DMSO sollte für die Verwendung mit Aqua Bidest (2-fach destilliertes Wasser) gemischt werden, wobei für den Mischvorgang immer nur Hilfen aus Glas oder Metall verwendet werden sollten (Ausnahme HDPE Kunststoff)
- DMSO kann mit einem Braunglasfläschchen mit Pipette oder Pumpfunktion, auf die entsprechende Hautregion aufgetragen werden oder mit einem Naturhaarpinsel (Sprühnebel nicht einatmen)
- mit gefärbten Stoffen, Tüchern, Lappen sollte DMSO nicht aufgetragen werden
- DMSO kann bei der Verwendung eine Hautrötung, ein Kribbeln oder brennen verursachen, dann sollte eine dementsprechende niedrigere DMSO-Lösung verwendet werden
- Tipp: bei der ersten Anwendung von einer DMSO-Lösung sollte man sich erstmal eine kleine Hautregion vornehmen. Zu diesem mischt man 7 Teile DMSO und 3 Teile Aqua Bidest (bidestilliertes Wasser) also eine 70% ige DMSO-Lösung
- man gibt diese DMSO-Lösung auf die zu behandelnde Stelle, allerdings benetzt man erstmal nur etwa eine 2 Euro große Stelle
- ca 10 Min warten, wenn es kribbelt und brennt oder unangenehm wird, sollte man sich eine neue Lösung mit weniger DMSO Anteil (z.B. 4 Teile DMSO und 6 Teile bidestilliertes Wasser 40% ige Lösong) anmischen
- die DMSO-Lösung kann man immer mit einem ungefärbten wassergetränkten Baumwolltuch oder mit einem wassergetränktem Küchenpapier abwaschen bzw. die DMSO Wirkung unterbrechen und somit das kribbeln und brennen unterbinden

Mögliche Dosier- und Anwendungsmöglichkeit bei äußerlicher Anwendung:

- Beine und Füße 60 - 80 % ige DMSO-Lösung
- Bauch- und Rückenbereich 20 - 60% ige DMSO-Lösung
- Arme 50 - 70% ige DMSO-Lösung
- Hände 50 - 80% ige DMSO-Lösung

Innerliche (orale) Einnahme von DMSO 99,9%:

Nach dem Frühstück

- man beginnt mit 1 x tägl. 6 - 10 Tropfen DMSO (aus einer Glaspipette) in 300 ml stillem Mineralwasser oder Saft
- nach ein paar Tagen auf 3 x tägl. 6 - 10 Tropfen DMSO steigern
- nach ein paar Tagen auf 3 x tägl. 25 Tropfen DMSO steigern
- man kann selbst auf 3 x tägl. 45 Tropfen DMSO steigern

Wichtig:

Man sollte allerdings die Dosis nur so weit steigern, **bis das allgemeine Wohlbefinden erreicht is**t. Als Richtwert zur Einnahme von DMSO kann man von 0,1 - 0,5 ml pro Kg Körpergewicht ausgehen. Das wären bei einer 70 kg schweren Person 7 - 35 ml DMSO täglich (am besten auf drei Portionen aufgeteilt).
Selbst 10 ml DMSO täglich oral eingenommen, sind in Ordnung, Das eigene Wohlbefinden ist der eigentliche Maßstab der Dosierung.
Versuchpersonen wurde täglich bis zu 1,0 g DMSO pro Kg Körpergewicht zwei Wochen lang verabreicht, ohne toxische oder andere nennenswerte Nebenwirkungen. Die einzige unangenehme Nebenwirkung bei oraler Einnahme ist, dass man knoblauchartige Ausdünstungen hat.

Organbanken auf der ganzen Welt transportieren und lagern ihre Organe und Gewebe ausschließlich in DMSO, weil es unübertroffen auf die Konservierung wirkt. Dies allein zeigt schon die unvergleichlich lebensfördernde Wirkung von DMSO auf.

Selbst bei schwerwiegender Schädigung von Gewebe und Zellen, regeneriert und schützt DMSO auch den lebenden Organismus.

DMSO hat außerdem eine **zellschützende - antioxidative - muskelentspannende - gerinnungshemmende - modulierende** und **wundheilungsfördernde** Wirkung.

Wegen diesen ganzen im Vorfeld aufgezeigten, überaus positiven Wirkmechanismen und Eigenschaften, können wir DMSO zu recht als “Universalarznei” bezeichnen.

DMSO Dimenthylsulfoxid kann problemlos übers Internet bezogen werden. 100ml DMSO 99,9% kosten im Durchschnitt 15 - 20.-€ (bei intensiver Suche bekommt man jedoch DMSO in top-Qualität und größerer Menge für wesentlich weniger Geld).

DIABETES / BLUTZUCKERPROBLEM

Maitake Pilz

"Der Diabetes Pilz"

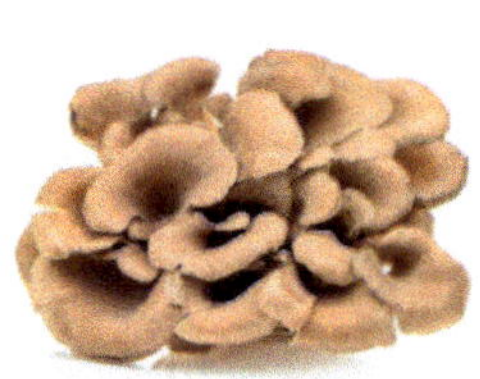

wirkt positiv auf oder bei:

- Blutzucker
- Blutdruck
- Durchblutung
- Herz
- Gefäße

Der Maitake Pilz ist seit Jahrhunderten ein fester Bestandteil der traditionellen chinesischen Medizin. Zum Glück sind die westlichen Therapeuten und Heilkundige seit längerer Zeit auf diesen Pilz, mit überaus positiven Wirkungen, aufmerksam geworden. Der Maitake Pilz verringert den Blutzuckerspiegel bei Diabetes Typ I und II. Der Zucker wird in den Zellen besser aufgenommen und verwertet, heißt die Insulinsensitivität wird erhöht. Der Maitake Pilz hat zudem eine ausgleichende Wirkung auf den Blutdruck sowie auf den Cholesterinspiegel. Durch bestimmte Inhaltsstoffe kann der Maitake die Calziumaufnahme der Knochen erhöhen und somit das Osteoperose Risiko verringern.

Maitake Pilz kann eingesetzt werden bei:

Diabetes Typ 1 und 2 | Arteriosklerose | Blutdruck | Osteoporose | Rheuma | Übergewicht | Arthritis | Gicht | Cholesterinproblem

Dosierung:

- In Pulverform 2 - 6g Maitake1x täglich in wenig Flüssigkeit trinken.
- In Kapselform 2 - 6 Kapseln a' 500mg Maitake 2x täglich vor den Mahlzeiten einnehmen.

Maitake Pilz ist ganz einfach übers Internet zu beziehen. Der Durchschnittspreis für 100g Maitake Pilz Pulver liegt bei 25.- €. MaitakePilz immer in Bio-Qualität kaufen. Das Maitake Pulver sollte aus dem ganzen Pilz hergestellt worden sein (kein Extrakt).

DIABETES / BLUTZUCKERPROBLEM

Chrompicolinat (ChromIII)

"Der Blutzuckerregulator"

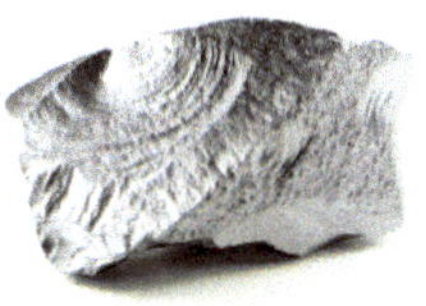

wirkt positiv auf oder bei:

- Blutzucker
- Immunsystem
- Herz
- Stoffwechsel
- Kreislauf
- Figur

Chrom ist ein essentielles Spurenelement welches einen großen Einfluss auf unseren Kohlehydrat- und Fettstoffwechsel hat. Folglich auch positive und ausgleichende Wirkung auf den Blutzuckerspiegel. Chrom in Form des Picolinats hat demnach regulierende Eigenschaften auf den Insulinwert und vermeidet außerdem Heißhungerattacken. Chrom ist dafür verantwortlich, das Insulin überhaupt in die Zelle hinein transportiert wird. Ohne Chrom erfährt der Glukose-Stoffwechsel erhebliche Schwierigkeiten. Chrompicolinat kann diese Stoffwechselerkrankung wieder ins Gleichgewicht bringen. Chrompicolinat kann bei Diabetes Typ 1 und 2 deshalb sehr hilfreich sein. Leider enthalten unsere Lebens-

Chrompicolinat kann eingesetzt werden bei:

Diabetes Typ 1 und 2 | Blutzuckerproblem | Stoffwechselstörung | Cholesterinproblem | Übergewicht

mittel heutzutage oft nicht genügend Chrom um den Tagesbedarf von 30 - 100**mcg** (Mikrogramm) zu decken.

Dosierung

- bei Blutzuckerproblemen Diabetes Typ 1 und 2, täglich 200 **mcg** (Mikrogramm) Chrompicolinat in Kapsel- oder Tabletten-Form morgens einnehmen
- begleitende Blutzuckermessungen sind zu empfehlen
- die Steigerung der täglichen Einnahme von Chrompicolinat richtet sich nach der Schwere des Diabetes, maximal 400 - 1.000 **mcg** (Mikrogramm) pro Tag

Chrompicolinat ist ganz einfach übers Internet oder den Fachhandel zu beziehen. Der Durchschnittspreis für 200 Kapseln/Tabletten Chrompicolinat a' 100 mcg (Mikrogramm) liegt bei 15 - 20.- €.

DIABETES / BLUTZUCKERPROBLEM

R-Alpha Liponsäure

"Der Fettverbrenner"

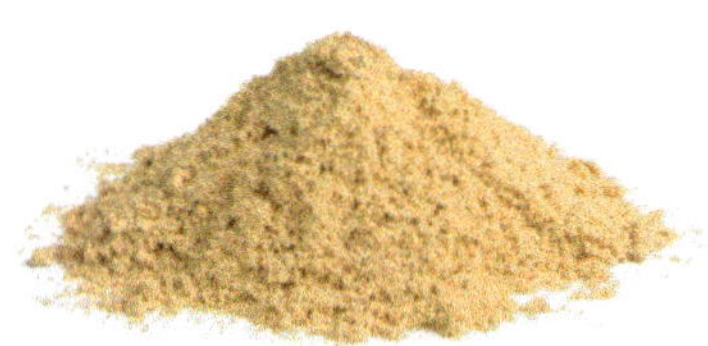

wirkt positiv auf oder bei:

- Blutzucker
- Durchblutung
- Entgiftung
- Organe
- Herz
- Gefäße
- Kraft / Power
- Vitalität

Anfang der 50er Jahre wurde Alpha-Liponsäure von Wissenschaftlern entdeckt, die im menschlichen Körper von Natur aus vorkommt. Forschungen an dieser schwefelartigen Fettsäure zeigten, das diese, Schutz vor Zellzerstörung und somit Schutz vor freien Radikalen beinhaltet, entgiftend wirkt und für die

R-Alpha Liponsäure kann eingesetzt werden bei:

Diabetes Typ 1 und 2 | Hautprobleme | Lebererkrankungen | Arteriosklerose | Pilzerkrankungen | Alzheimer | Demenz | Augenleiden | Herz-Kreislauferkrankungen | Amalgamvergiftungen | Energielosigkeit | Übergewicht

Hautbild
Entzündungen
Immunsystem
Gehirn
Figur

Energieumwandlung von Zucker aus der Nahrung essenziell wichtig ist. Darum kann R-Alpha Liponsäure für den Diabetiker von großer Bedeutung sein und die benötigte tägliche Insulinmenge signifikant reduzieren. Alpha-Liponsäure fördert also die Insulinempfindlichkeit und dadurch eine bessere Glukoseaufnahme in Muskeln und Fettgewebe. Das ist für Sportler und Abnehmwillige ein großer Vorteil, denn es steigert die Kraft und Zucker wird in Form von Körperfett weniger eingelagert. R-Alpha Liponsäure könnte also durch seine positiven Eigenschaften unter anderem das Risiko von Folgeerkrankungen durch Diabetes reduzieren.

Wichtig:
Es ist darauf zu achten, die natürliche körpereigene Form, die **R**-Alpha Liponsäure zu kaufen bzw ein zu nehmen, nicht die synthetische **S**-Alpha Liponsäure.

Dosierung:
- zur Vorbeugung kann man R-Alpha-Liponsäure 2x täglich 50 - 150mg einehmen
- bei Diabetes kann man (nach Absprache mit dem Arzt oder Therapeuten, da sich die Insulinmenge reduziert) 600 - 1.500mg R-Alpha-Liponsäure einnehmen
- zum Abnehmen oder wenn Kraftzunahme erwünscht wird, begleitend 300 - 600mg R-Alpha-Liponsäure einnehmen

R-Alpha Liponsäure (am besten 120 - 150mg Kapseln) übers Internet kosten im Durchschnitt zw 20 - 30.- €.
Bei höhere Dosierung wegen Diabetes gibt es auch Kapseln a' 300 - 400mg

DEPRESSIONEN / SCHLAFSTÖRUNGEN

Melatonin

"Der Bioregulator"

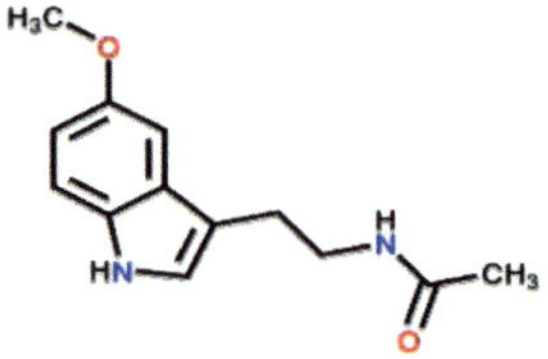

wirkt positiv auf oder bei:

- Schlaf
- Herz
- Blutdruck
- Immunsystem
- Stimmung
- Depressionen
- Blutzucker
- Krebs
- Gehirn

Melatonin ist ein körpereigenes Hormon , das unseren biologischen Rhythmus steuert. Es wird in der Zirbeldrüse aus Serotonin hergestellt. Darüber hinaus soll Melatonin laut neueren Studien und Forschungen zu folge, lebensverlängernde und anti-depressive Eigenschaften aufweisen. Melatonin wird schon seit längerem bei Schlafstörungen als Nahrungsergänzungsmittel erfolgreich eingesetzt. Die körpereigene Melatoninproduktion erreicht im Kindesalter ihren Höhepunkt, nach der Pubertät beginnt eine erste Abnahme der Eigenproduktion und sinkt schließlich mit zunehmendem Alter weiter ab. Wer ganz sicher gehen will, kann einen Blut- oder Urin-Hormontest durchführen lassen, wobei nachweislich Melatonin selbst bei Einahmemengen von 1.000mg täglich nicht schädlich bzw toxisch wirkt. Melatonin ist seit Anfang der 90er Jahren in der USA und in anderen Ländern, als Nahrungsergänzungsmittel zugelassen und wird dort von Millionen von Menschen täglich eingenommen. Die Pharma zeigt natürlich gegenüber Melatonin ihr ausgeprägtes Desinteresse, weil diese Substanz, wie viele andere natürliche Substanzen auch, nicht patentierbar ist. Deshalb rückt Melatonin auch nicht so in den Blickpunkt der Öffentlichkeit, da die Bewerbung dieses gesundheitsfördernden Stoffes, seitens der Pharma ausbleibt.

Melatonin kann eingesetzt werden bei:

Schlafstörungen | Depressionen | Krebs (vorbeugend) | Diabetes | Potenzprobleme Vorbeugung Herz-Kreislauferkrankungen | Rheuma | Allergien | Migräne | Asthma | Grauer Star | Epilepsie | Wechseljahrebeschwerden | Haarausfall | innere Unruhe | Anti-Aging

Dr. Ruggero Grazioli (Chirurg - Spezialist in Ernährungswissenschaften - Master in angewandter Philotherapie) sagt, dass Betablocker die körpereigene Melatonin Produktion hemmen.

Mögliche Symthome bei Melatoninmangel.

- Schlafstörungen
- Stimmungsschwankungen
- Depressionen
- nachlassende Verdauung sowie Harnausscheidung
- chronische Müdigkeitssyndrom
- grauer Star
- hohe Empfindlichkeit gegen Kälte und Wärme
- Gedächtnisschwäche
- Anfälligkeit für Erhkältung
- Unruhe Zustäne
- hoher Blutdruck

Dosierung:

- Melatonin wird in der Regel zwischen 1 - 6mg täglich eingenommen
- beginnend mit 1mg abends 20 - 30Min vor dem schlafen gehen
- täglich um 1mg steigernd, bis eine Besserung der Schlafqualität bzw Symthome erfolgt ist
- bis 6mg Melatonin täglich bei Bedarf erreicht wird

Nach Verbesserung der Symptome sollte Melatonin zwei weiter Wochen eingenommen werden, dadurch wird die "Körperuhr" wieder neu eingestellt.

Melatonin kann selbst nach längerer Einnahme ohne Probleme und Nebenwirkungen bei Wunsch abgesetzt werden.

Trotz allem sollte Melatonin, wenn bereits Depressionen bestehen, immer in Absprache mit dem behandelnden Therapeuten eingenommen werden.

Melatonin kann übers Internet (allerdings übers Ausland) bezogen werden. Tabletten oder Tropfen sollten die Dosierung von 1mg aufweisen, so dass man die Dosierung sukzessive bis zur Symptom-Besserung steigern kann. Melatonin Tabletten 60Stk kosten durchschnittlich zw 15 - 25.- €.

DEPRESSIONEN / SCHLAFSTÖRUNGEN

L-Tryptophan

"Das anti Streßmittel"

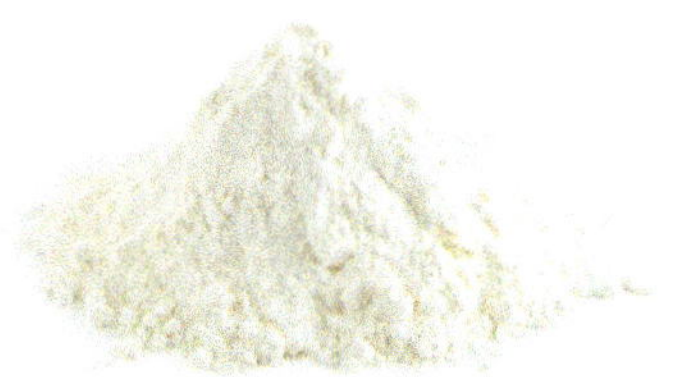

wirkt positiv auf oder bei:

- Stimmung
- Streß
- Schlaf
- Bluthochdruck
- Ängste
- Immunsystem

L-Tryptophan ist eine essentielle Aminosäure, die in einigen pflanzlichen und tiereischen Proteinen vorkommt. Da sie der menschliche Körper nicht selber herstellen kann, muss sie durch die Nahrung aufgenommen werden, was aber oft nicht im ausreichend Maße geschieht. L-Tryptophan ist maßgeblich für die Stabilisierung des Serotoninspiegels (Glückshormon) verantwortlich, was bei Mangel zu Einschlafproblemen, Stimmungsschwankungen, Angststörungen und Depressionen führen kann.

Des weiteren beeinflusst dieser Serotonin-Mangel die Funktion des Magen-Darm-Traks und das Herz-Kreislaufsystem negativ. Mehrer Studie belegen, dass die Einnahme von L-Tryptophan, die Behandlung psychischer Krankheiten gezielt unterstützen kann. Ebenso kann der Mangel dieser Aminosäure zu einer Verstärkung des Reizdarmsyndroms sowie zur Erhöhung des Augeninnendrucks führen. Positiv beeinflusst, wird die Umwandlung von L-Tryptophan zu Serotonin, durch die zusätzliche Einnahme eines Vitamin-B-Komplex sowie die ausreichende Versorgung mit Magnesium.

Die Gewinnung von L-Tryptophan geschieht biosynthetisch durch Pflanzen und Mikroorgamismen.

L-Tryptophan kann eingesetzt werden bei:

Schlafstörungen | Depressionen | Abwehrschwäche | Energielosigkeit | Nervosität | Stress | Antriebslosigkeit | Müdigkeit | Bluthochdruck | Magen- Darm- Probleme | Schwächezustände | Herz-Kreislaufprobleme | Angsstörungen | Reizdarmsyndrom | hoher Augeninnendruck

Zu beachten ist, dass wenn bereits Psychopharmaka eingenommen werden, bei bereits bestehenden Depressionen, die Einnahme von L-Tryptophan mit dem behandelnden Therapeuten abzuklären ist. Genauso sollte **entweder** Melatonon **oder** L-Tryptophan zur Behandlung bestehender Beschwerden eingenommen werden, nicht beides zusammen.

Dosierung

Die als sicher und wirksam bewertete Dosismenge von L-Tryptophan wird mit 0,4 - 4 g täglich angegeben. In zahlreichen Studien zur Behandlung von Depressionen mit L-Tryptophan wurden Dosierungen von bis zu 6 g täglich verabreicht. Als Schlafmittel sind hingegen bereits Dosen von 0,5 - 3 g L-Tryptophan täglich über 2 - 3 Wochen ausreichend, um einen zentralen Serotoninmangel auszugleichen und um positive Veränderungen anzustoßen.
Die Aufnahme von L-Tryptophan sollte grundsätzlich nicht mit eiweißhaltigen Nahrungsmitteln kombiniert werden und 1 - 2 Stunden zeitversetzt zu den Mahlzeiten geschehen.

- abends ca 30 - 40 Min vor dem zu Bett gehen (mind. 1 Std. nach der Mahlzeit) mit 0,5 g L-Tryptophan beginnen und dann je nach Bedarf bis 3 g steigern
- L-Tryptophan in Pulverform löst sich nicht gut in Wasser oder Saft auf, deshalb kann man mit einem Milchaufschäumer die Löslichkeit verbessern oder das Pulver direkt in den Mund nehmen (der Geschmack ist gewöhnungsbedürftig) und mit ein Paar Schluck Mineralwasser oder Saft nachspülen
- die Einnahme in Kapselform ist daher leichter, aber in der Anschaffung teurer

100g L-Tryptophan in Pulverform kann man problemlos im Internet für den Preis zw 12 - 30.-€ kaufen.
L-Tryptophan Kapseln kann man ebenfalls im Internet beziehen. 90 Kapseln a` 500 mg kosten zw 15 - 30.-€.

ÜBERSÄUERUNG

"Die Übersäuerung des Körpers ist das Grundübel aller Krankheiten"

Paracelsus

Hat dein Hausarzt schon mal deinen Säurespiegel, den so genannten pH-Wert **im Urin** gemessen? Vermutlich nicht! Dieser pH-Wert ist aber elementar wichtig. Denn ein dauerhaft niedriger pH-Wert führt unweigerlich zu vielerlei Krankheiten. Deshalb sei eigenverantwortlich und besorge dir pH-Teststreifen (Kosten zw 2 - 5.- □) oder besser einen digitalen pH-Tester (Kosten zw 10 - 20.- □). Nun solltest du 3x täglich (morgens - mittags - abends) 3 Tage lang, deinen pH-Wert im Urin testen. Alle Werte zusammenzählen und dann durch 9 teilen, damit hast du einen Durchschnittswert deines pH-Werts im Urin.

Die Norm/Sollwerte des pH-Werts **im Urin** sollten sein:

- morgens idealer pH-Wert zw 6,2 und 6,8
- mittags idealer pH-Wert zw 7,0 und 7,5
- abends idealer pH-Wert zw 6,8 und 7,4

Ziel sollte sein, den pH-Durchschnittswert im Urin über 7,0 zu verschieben, also basisch zu werden.

Der menschliche Körper besitzt natürliche Säurepuffer, diese sind Nieren, Darm, Lunge, Blut und Gewebe. Wenn der Säurespiegel so hoch ansteigt, dass unsere natürlichen Puffer überlastet sind, nimmt unser Körper gezwungener Maßen unsere Mineralstoffe zur Hilfe um diese Säuren zu neutralisieren. Die Folge ist dann Mineralstoffmangel. Ein Teil der anfallenden Schlacken bei den Frauen werden bis zu ihrer Ausscheidung über die Menstruation, an den Hüften und Gesäß zwischengelagert, was oft Cellulite zur Folge hat. Den Männern bleibt dieser evolutionsbedingte "Vorteil" versagt, was sich oft in der Entmineralisierung der Haare äußert. Frauen, die in die Wechseljahre kommen, sollten daher ihren Mineralstoffspiegel z.B. mit der Sango Meereskoralle anheben um eventuelle Mangelerkrankungen (Osteoporose), die durch die ausbleibenden Monatsregel entstehen könnten, entgegen zu wirken.
Da die Entschlackung des Körpers mit dem Ende der Monatsregel größtenteils ausbleibt und zusätzliche Mineralien als Säurepuffer benötigt werden.

Der pH-Wert **im Blut** muss immer zwischen 7,35 und 7,45 liegen und der Körper tut alles, diesen Zustand zu halten. Denn andernfalls sterben wir. Daher sind Säurepuffer in Form von Mineralien und basenreiche Ernährung so wichtig um Mangelzustände erst gar nicht entstehen zu lassen und um Raubbau am eigenen Körper zu verhindern.

Dosierung:

Entsäuern - entschlacken - remineralisieren

- Säuren binden mit Basenpulver oder Urgesteinsmehl oder Sango-Meereskoralle
- Schlacken lösen mit 1/2 - 1 Liter Kräutertee pro Tag
- Ausschwemmen der Schlacken mit 2 Liter stillem Mineralwasser pro Tag
- den Lymphfluß steigern mit einem Mini-Trampolin täglich 2 x 7-10 Min schwingen, die Füße sollten auf dem Trampolin bleiben. Wir haben 4 Mal mehr Lymphflüssigkeit wie Blut und dieser Fluss sollte wieder in Gang kommen. Dadurch können wir gesund und fit, bis ins hohe Alter bleiben

Während der Eigentherapie sollte natürlich die Einnahme bzw die Menge des Basenpulvers an den jeweils gemessenen pH-Werts im Urin angeglichen werden. Die basenreiche Ernährung sollte im Zuge der Entsäuerung begleitend bzw fortlaufend nicht außer Acht gelassen werden.

Max Plank 1918 und Otto Warburg 1931 bekamen den Nobelpreis für Physik bzw. Medizin für den Nachweis, dass Krebs in einem basischen und sauerstoffreichen Milieu nicht überleben kann.

Zu Osteoporose sei gesagt:

Wenn der Magnesiumspiegel im Blut niedrig ist, muss der Calcium-Spiegel ansteigen, um das Gleichgewicht wieder herzustellen. Aber woher kommt das zusätzliche Calcium? Natürlich aus den Knochen und Zähnen, das wiederum zu Osteoporose führt. Um also das Calcium mehr in den Knochen und Zähnen zu halten, benötigen wir demnach eine regelmäßige extra Magnesiumzufuhr bei Osteoporose, statt Calcium!

Um Calcium- und Magnesiumverluste über den Urin bis zu 50% einzuschränken, sollte begleitend das Mineral Bor mit 3 - 9mg täglich eingenommen werden. Besonders bei Osteoporose.

Gleichzeitig sollte der Vitamin-D3-Spiegel auf 50 - 90ng/ml angehoben werden (siehe Seite 60), um der Osteoporose entgegen zu wirken.

Sango Meereskoralle

"Der Remineralisierer"

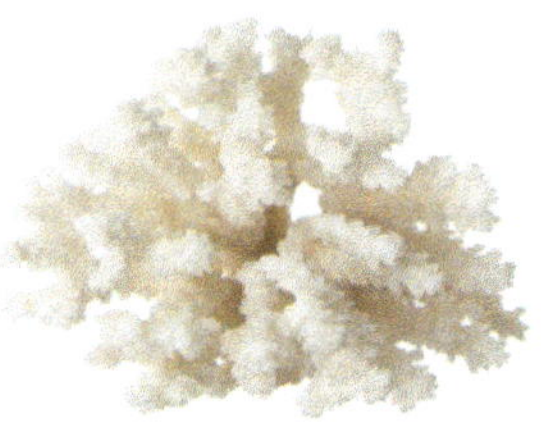

wirkt positiv auf oder bei:

- Entsäuerung
- Herz
- Organe
- Blutdruck
- Verdauung
- Stimmung
- Gelenke
- Immunsystem
- Knochen
- Muskeln

Die Sango Meereskoralle ist eigentlich im Umkreis Okinawas, eine japanischen Insel ansässig, wobei sie ebenfalls in Hispaniola, einer Karibikinsel vorkommt. Was bezüglich des Fukushima Reaktorunfalls eine sinnvolle Alternative als Bezugsquelle darstellt. Die Sango Koralle in Pulverform, bietet uns neben Calcium und Magnesium, das im perfekten Verhältnis von 2:1 in ihr vorhanden ist, außerdem über 70 lebensnotwendige Mineralstoffe und Spurenelemente. Die Sango Koralle bietet uns eine ultimative Quelle an diesen lebenswichtigen Stoffen, die außerdem innerhalb 20 Min. im Blut ankommen und das mit einer 90% igen Bioverfügbarkeit. Genau diese besondere Kombination der Mineralstoffe und Spurenelemente, biete uns die Sango Koralle in der Form, die dem menschlichen Körper sehr ähnlich ist. Im Unterschied zu vielen anderen Calcium-Magnesium Präparaten, die nur bis zu 40% vom Körper angenommen und verarbeitet werden können. Die Sango Meereskoralle wird für die Herstellung als Nahrungsergänzungsmittel nicht von noch lebenden Korallenriffen verwendet, sondern von Korollenbruchstücken, die sich vom Korallenriff abgelöst haben. Diese Vorgehensweise wird sehr streng kontrolliert. Die Sango Meereskoralle eignet sich also hervorragend, um die Mineral- und

Sango Meereskoralle kann eingesetzt werden bei:

Bluthochruck | Kreislaufprobleme | Herzrhythmusstörungen | Übersäuerung | Stoffwechselprobleme | Osteoporose | Schlafstörungen | Gelenkbeschwerden | Allergien | Unruhe | Magen-Darm-Probleme | Arteriosklerose | Angststörungen | Muskelbeschwerden | Menstuationsprobleme | Nierensteine

Spurenelement-Depots, wieder auf zu füllen und gleichzeitig den basischen Zustand des Körpers wieder her zu stellen. Um diesbezüglich Erfolge zu erzielen, sollte die Aufnahme von Sango Meereskoralle, auf mindestens 3 Monate ausgedehnt werden.

Sango Meereskoralle hilft den Säure-Basenhaushalt aus zu gleichen.

Um Calcium- und Magnesiumverluste über den Urin bis zu 50% einzuschränken, sollte begleitend das Mineral Bor mit 3 - 9mg täglich eingenommen werden. Besonders bei Osteoporose. Gleichzeitig sollte der Vitamin-D3-Spiegel auf 50 - 90ng/ml angehoben werden (siehe Seite 60), um der Osteoporose entgegen zu wirken.

Dosierung:

Sango Meereskoralle besitzt das perfekte 2:1 Verhältnis von Calcium und Magnesium. In 1g/1.000mg sind 20% Calcium (200mg) und 10% Magnesium (100mg)

- gesunde Menschen: 3 x täglich 500mg Sango Meereskorallen Pulver in einem Glas stillem Mineralwasser einrühren und trinken (zur Prophylaxe)
- chronisch kranke Menschen und Menschen mit einem ph-Wert im Urin unter 7 3 x täglich 1.500mg Sango Meereskorallen Pulver in einem Glas stillem Mineralwasser einrühren und trinken

  danach
- nach Besserung des Gesundheitszustands und Erhöhung des ph-Werts auf 7,0 - 7,4 im Urin 3 x 500mg Sango Meereskoralle täglich

Man kann auch die Tagesdosis Sango Koralle in eine Flasche stilles Mineralwsser mischen und den Tag über verteilt trinken. Vor jedem Trinken die Flasche gut schütteln.

(Es sollte über den Tag verteilt mindestens 2 Liter stilles Mineralwasser zusätzlich getrunken werden, sonst besteht die Gefahr der Verstopfung beim täglichen Stuhlgang)

Menschen, die wenig Magensäure besitzen, sollten besser Calcium und Magnesium in Citrat-Form zu sich nehmen, da es für diese besser bioverfügbar ist. Menschen die zu viel Magensäure besitzen, werden mit Sango-Koralle, in der Calcium und Magensium in Form des Carbonats enthalten ist, besser zu recht kommen.

Sango Meereskoralle (aus Hispaniola) in Pulverform kann man problemlos im Internet oder im gut sortierten Bio-Fachgeschäft kaufen. 500g Sango Meereskoralle kosten im Durchschitt ca 40 - 50.-€
Sango Meereskoralle in Kapselform kosten in Durchschnitt 100 Stk a` 500mg ca 10.-€..

Mineralstoff- und Vitaminverlust in unseren Nahrungsmitteln

von 1985 - 2002

bis zu 95%

Pharmakonzen Geigy (Schweiz)
Lebensmittellabor Karlsruhe/Sanatorium Oberthal

Unsere Lebensdauer könnte weit über 100 Jahre liegen, wenn es keine Mineral- und Vitamindefizite gäbe!

Dr. Joel D. Wallach

Schwarze Zuckerrohr-Melasse

"Ein Vitalstoff-Kraftpaket"

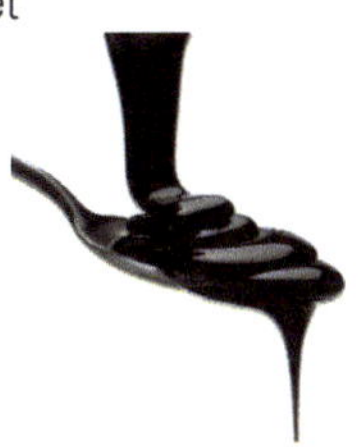

wirkt positiv auf oder bei:

- Immunsystem
- Bluthochdruck
- Gelenke
- Organe
- Herz
- Stimmung
- Durchblutung
- Verdauung
- Vitälität

"Die gesündeste und beste Nahrung der Welt" sagte Christoph Columbus über die schwarze Melasse, die er auf jeder Reise an Bord hatte.

Die Zuckerindustrie entzieht bei der Haushaltszucker-Herstellung, dem Zuckerrohr alle wertvollen Inhaltsstoffe. Melasse ist das Konzentrat, das mit allen diesen wertvollen Inhaltsstoffen übrig bleibt. Diese schwarze Melasse hat eine besondere Zusammensetzung an Mineralsalzen und Vitaminen. "Die meisten Erkrankungen werden durch einen Mangel an Mineralien und Vitaminen verursacht", wusste und sagte auch Dr. Linus Pauling, zweifacher Nobelpreisträger. Die schwarze unraffinerierte Zuckerrohr-Melasse, ist also ein ganz besonderes Nahrungsmittel und Energetikum. Es ist daher äußerst wichtig, das unser Organismus mit diesen Mineralien und Vitaminen kontinuierlich versorgt wird, um Krankheiten und Gebrechen vorzubeugen.

Die schwarze Melasse ist eine reiche Quelle an verschiedenen Stoffen.

Kalium • Calcium • Magnesium • Eisen • Kupfer • Phosphor • Chrom • Asche • Pantothen-Säure • Inositol • Vitamin B1 • Vitamin B2 • Vitamin B6 • Biotin und Thiamin gehören zu den Inhaltsstoffen der schwarzen Melasse.

In den USA ist ***Blackstrap molasses*** (schwarze Melasse) als "Blutreinigungsmttel" bekannt.

Schwarze Melasse kann eingesetzt werden bei:

Blasensteine | Gallenleiden | Anämie | Ekzeme | Blasenleiden | Herz-Kreislauf-Störungen | Arthritis | Geschwüre | Haut-Haare-Nägel-Probleme | Nervenstörungen | Verstopfung | Bluthochdruck | schwaches Herz | Blutarmut | Mineralien-Vitaminmangel | Schwäche

Dosierung:

- morgens 1 TL schwarze Zuckerrohr-Melasse in ein Glas warmes Wasser geben und auflösen, schluckweise trinken
- so viel Wasser verwenden, dass die Melasse nicht mehr süß schmeckt ca 400 - 600ml
- als Energie-Drink vor dem Sport: 1 TL Melasse und 1/2 TL Natron in 250 ml lauwarmen stilles Mineralwasser mischen und schluckweise trinken (nicht zu spät abends)

Die schwarze unraffinerierte Bio-Zuckerrohr Melasse ist in gut sortierten Bio-Läden oder übers Internet zu beziehen. Durchschnittspreis für 600g ca 5 - 7.-€

MINERALIEN / VITAMINE

Blütenpollen

"Das Urprodukt"

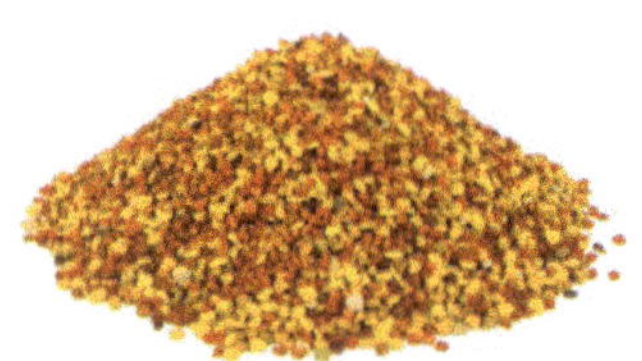

wirkt positiv auf oder bei:

- Immunsystem
- Verdauung
- Durchblutung
- Vitalität
- Organe
- Hautbild
- Gelenke

Blütenpollen werden seit Jahrtausenden mit Honig zusammen als Nahrung vom Menschen geschätzt und deshalb gerne verzehrt. Die Menschen wussten instinktiv, dass die Blütenpollen eine Quelle an natürlichen Nährstoffen ist und gesundheitsfördernde Eigenschaften aufweisen. Blütenpollen haben die höchste Nährstoffdichte und können deshalb zu recht als Super-Food deklariert werden. Das einzigartige Zusammenspiel dieser besonderen, verschiedenen natürlichen Nährstoffe, werden vom menschlichen Körper zur Aufrechterhaltung des Immunsystems und der allgemeinen Gesundheit benötigt.

Blütenpollen können eingesetzt werden bei:

Verdauungsproblemen | Durchblutungsstörungen | Prostatabeschwerden | Schwäche | Immunsystemschwäche | Herz-Kreislaufbeschwerden | Knochenprobleme | Hautproblemen | Allergien | Muskelprobleme | Vitalitätsverlust | Wechseljahrebeschwerden | Menstruationsbeschwerden

Blütenpollen enthalten:

- Vitamine

Provitamin A • B1 Thiamin • B2 Riboflavin • B3 Niacin • B6 • Biotin • Folsäure • B12 • Cholin • Inositol • Vit C • Vit D • Vit E • Vit K • Tutin

- Mineralien

Calcium • Phosphor • Kalium • Schwefel • Natrium • Chlor • Magnesium • Eisen • Mangan • Kupfer • Jod • Zink • Silizium • Molybdän • Bor • Titan

- über 20 Aminosäuren
- eine Vielzahl an Enzymen und Co-Enzymen
- antibiotische - antioxidative - antihistamine- Stoffe

Ein Granulatkörnchen ist etwa 2mm groß. Dieses enthält über 2 Millionen Pollenkörner einer Blume. 1 TL Blütenpollen beinhaltet also über 2,5 Milliarden Pollenkörner einer Blume. Wahnsinn! Ein Wunder der Natur.

Dosierung:

- um eine mögliche Unverträglichkeit aus zu schließen, nimmt man 1-3 Tage lang ein paar Blütenpollen und lässt sie im Mund zergehen
- Ansonsten 6 Wochen lang 1-3 TL Blütenpollen täglich ins Müsli, im Joghurt, Im Smoothie oder einfach im Mund zusammen mit einem Apfel verzehren
- nach 6 Wochen Einnahme sollte man eine 6wöchige Pause einlegen um einen Gewöhnungseffekt zu vermeiden

Blütenpollen sollten immer aus der Region in der man lebt stammen, um sich von eventuellen Allergien zu befreien und sich der Herkunft der Blütenpollen sicher zu sein. Am besten zum ortsansässigen Imker gehen und nach Blütenpollen aus der Region fragen.
Blütenpollen kosten beim ortsansässigen Imker in der Regel 500g zw 7 - 11.-€

Vitamin-C

"Das unterschätzte Vitamin"

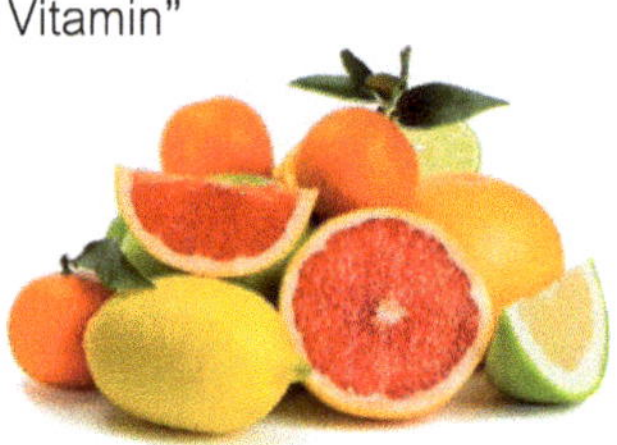

Das altbekannte, aber doch immer mehr in den Hintergrund gedrängte Vitamin-C, hat von seinem unglaublichen Wirkungsspektrum bis heute nichts verloren. Nach Wasser und Sauerstoff ist Vitamin-C der wichtigste Stoff für unseren Körper, der über 90% unseres Stoffwechsels beeinflusst. Wir können leider unseren Vitamin-C Bedarf nicht körpereigen herstellen, das haben uns viele Tiere, wie zB die Ziege, der Hund oder die Katze mit bis zu 10.000mg pro Tag, evolutionsbedingt voraus. Das heißt im Umkehrschluss, wir müssen unseren Vitamin-C Bedarf über die Nahrung und durch hochdosierte Vitamin-C Produkte aufstocken, um nicht einem eklatanten Vitamin-C-Mangel zu erliegen.

Die Deutsche Gesellschaft für Ernährung e.V. empfiehlt eine Vitamin-C- Zufuhr für Erwachsene von 95 - 110mg pro Tag.

Im Gegenzug empfehlen führende Molekularforscher und Vitamin-C-Experten, wie zB der zweifache Nobelpreisträger Dr. Linus Pauling, eine tägliche Vitamin-C Einnahme von 30 - 50mg / kg Körpergewicht. Das hieße zB bei einem Mann mit 90kg Körpergewicht 2.700 - 4.500mg tägliche Vitamin-C Zufuhr. Diese Empfehlungen bzw Mengen sind dann aber auch schwer umzusetzen, wenn man natürliche Vitamin-C Quellen und nicht chemische Ascorbinsäure zu sich nehmen will.

Nun kann man über die normale Nahrung diesen Vitamin-C-Bedarf beim besten Willen nicht decken. Deshalb empfiehlt es sich durch natürliche Vitamin-C-Quellen, wie zB die Acerolakirsche oder der Hagebutten Frucht, den täglichen, dringend benötigten Vitamin-C-Bedarf auf zu stocken und zu ergänzen. Allerdings liegt die Bioverfügbarkeit von herkömmlichen Vitamin-C gerade mal bei 10-20%, heißt, wenn du deinem Körper 1.000mg Vitamin-C zuführst, kommen lediglich 100-200mg in deinem Körper an. Die Vitamin-C Dosis sollte auf mehrere Portionen täglich verteilt werden, da dein Körper nur 200 - 300mg auf einmal aufnimmt.

Anders hingegen bei Liposomalen Vitamin-C, dort liegt die Bioverfügbarkeit bei 90-95%. Würde bei einer Einnahme von 1.000mg Liposomalen Vitamin-C bedeuten, dass 900-950mg deinem Körper zur Verfügung stehen und auch aufgenommen werden können (siehe Seite 59).

Nochmal zusammenfassend:

Vitamin-C (natürliche L-Ascorbinsäure) ist als Co-Factor bei lebenswichtigen Prozessen beteiligt:

- bei der Hormon- und Enzymwirkung
- bei der Streßbewältigung
- für die Nervenfunktion
- für die Energiebildung
- für den Gewebeaufbau
- für die Bildung von Hormonen aus Cholesterin
- Stabilität der Blutgefäße durch optimale Kollagenproduktion
- Abnahme der Wucherung von glatten Muskelzellen
- Antioxidantienschutz
- Senkung der Histaminfreisetzung (Schutz vor Allergien)
- Reduzierung der Glykosylierungsrate von Proteinen (Schutz vor Spätschäden bei Diabetes mellitus)
- Entgiftung (leberschädigender Stoffe)
- Tumorschutz
- Aufnahme von Eisen (schützt vor Blutarmut)
- aktiviert das Immunsystem
- Schutz vor Herz-Kreislauf Erkrankungen

Dosierung:

- da Vitamin-C nicht gespeichert werden kann, empfiehlt es sich die zusätzliche Vitamin-C-Dosis auf 3 x täglich auf zu teilen
- täglich zw 500 - 1.000mg Vitamin-C, bei Erkrankungen ggf höher

Übers Internet oder im Fachgeschäft kann man problemlos Bio-Acerolakirsche oder Bio-Hagebutten Frucht beziehen
Bio-Acerola als Pulver kosten 100g zw 15 - 20.-€. Bio-Hagebutte als Pulver kosten 1 Kg zw 15 - 20.-€
Acerola in Kapselform kosten 90 Stk a` 500mg zw 14 - 20.-€. Hagebuttenextrakt in Kapselform kosten 90 Stk. a` 500mg zw 12 - 20.-€. Immer auf Bio-Qualität beim Kauf achten!

Liposomales Vitamin-C

Nicht nur "die Wunderwaffe der alternativen Krebstherapie"

Um unserem Körper eine große Menge Vitamin-C verabreichen zu können, gab es bisher nur die Möglichkeit der Gabe über die Blutbahn, heißt intravenös. Mit dem liposomalen Vitamin-C wurde die orale Darreicherungsform geschaffen, die die intavenöse Anwendung bzw die Infusion ersetzen kann und das bei ebenso hoher Wirksamkeit. Bei liposomalem Vitamin-C handelt es sich um kleine Vitamin-C-Ladungen, die mit Lecitin ummantelt sind. Diese Kombis sind so klein, dass sie problemlos und unverdaut direkt ins Blut gelangen. Die Vorteile von liposomalem Vitamin-C sind unter anderem, dass der Darm nicht gereizt wird und, dass es eine 90 - 95%ige Bioverfügbarkeit besitzt.-

Liposomales Vitamin-C wird seit einiger Zeit bei der alternativen Krebstherapie eingesetzt.

(Es gibt auch noch andere Stoffe und Vitamine in liposomaler Form, wie Vitamin-B12, Glutathion, Kurkumin, Coenzym Q10, Resveratrol, Hyaluronsäure, Vitamin-D3)

<u>Dosierung:</u>

Liposomales Vitamin-C wird in flüssiger Form verkauft, meist in 100ml, 250ml oder auch 480ml Flaschen.

- 1.000 - 3.000mg liposomales Vitamin-C einnehmen als Prophylaxe (meist entspricht 5ml 1.000mg Vit-C)
- bei Infektionskrankheiten je nach Schwere 3.000 - 6.000mg Liposomales Vit-C
- bei Krebserkrankungen bitte mit dem behandelnden Arzt oder Therapeuten die tägliche Dosis festlegen
- man kann Liposomales Vitamin-C pur, in Saft oder stillem Mineralwasser gemischt zu sich nehmen

Liposomales Vitamin-C kann man übers Internet oder im Fachgeschäft beziehen. 480ml liposomales Vitamin-C kosten knapp 60.-€.

Vitamin-D

"Das Sonnenvitamin"

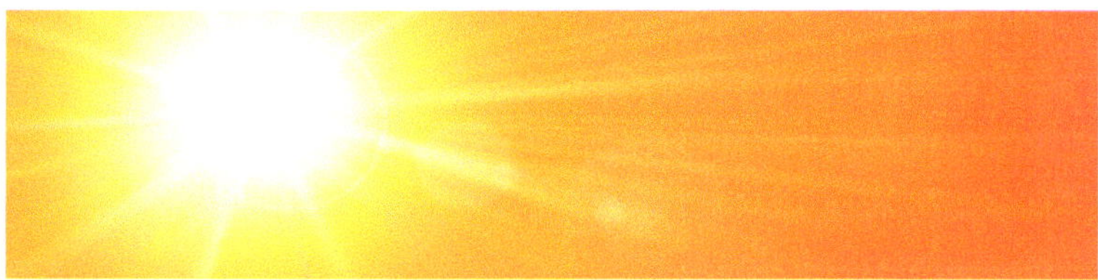

Vitamin-D übernimmt unter den Vitaminen eine Schlüsselrolle, da es zugleich ein Hormon ist. Dieses besonder Vitamin ist für unzählige Stoffwechsel- und Regulierungsvörgänge im menschlichen Körper zuständig. Die bedarfsdeckende Aufnahme von Vitamin-D3 über die Nahrung ist nahezu unmöglich. Vitamin-D wird zum großen Teil über die Haut mittels Sonne und UVB-Licht gebildet. Jedoch ist das hiesige Klima nicht unbedingt bekannt für seinen Sonnenüberschuß, was im Umkehrschluss bedeutet, dass die Bildung von Vitamin-D, auf diesem Weg ebenfalls unzureichend erfolgt. Viele Menschen arbeiten zudem in geschlossenen Räumen, heißt dadurch wird leider auch die Vitamin-D-Versorgung nicht gesichert. Somit entsteht oft der fatale und so oft nicht erkannte Vitamin-D-Mangel.

In der Regel wird ein Bluttest zur Bestimmung eines möglichen Vitamin-D-Mangels von den Ärzten nicht so gerne durchgeführt. Meist muss der Patient den Test selber bezahlen oder eine Begründung abgeben warum ein solcher Test verlangt wird. Die Begründung lautet: : „Ich will gesund werden"!

Ein Selbsttest für die Bestimmung des Vitamin-D-Spiegels ist jedoch auch über das Internet zu beziehen. Kostenpunkt ca 30.- □ (Tropfen Blut aus dem Finger).

In einer Studie des Robert-Koch-Instituts von 2012 wurden getestet:

- 10.015 Kinder und Jugendliche im Alter von 1-17 Jahren
- 4.030 Erwachsene im Alter von 18-79 Jahren

Insgesamt wiesen 62% der Jungen, 64% der Mädchen sowie 57% der Männer, 58% der Frauen, Ergebnisse auf, die unter dem Grenzwert von 20ng/ml lagen. Also erheblicher Vitamin-D-Mangel. Im Winter lagen dies Prozentsätze noch höher, bis zu 80% der Getesteten hatten erheblichen Vitamin-D-Mangel.

Die Sollwerte bzw die Konzentration von Vitamin-D im Blutserum sollte mindestens zwischen **50 - 90ng/ml** oder (anderes Messverfahren) **125 - 225nmol/l** liegen.

Mögliche Symptome bzw Krankheiten bei Vitamin-D-Mangel:

- Autoimmunerkrankungen (z.B Multiple Sklerose, Diabetes Typ 1 und 2 oder Morbus Crohn...)
- Depressionen, Alzheimer, Demenz, Parkinson
- Schlafstörungen, Niedergeschlagenheit, innere Unruhe
- Muskelschwäche, Muskelzucken, Muskelkrämpfe
- Energie- und Kraftlosigkeit
- verschiedene Krebsarten
- Infektionskrankheiten
- Koordinationsstörungen, unsicherer Gang
- Rachitis, Osteoporose
- Kreislauf- und Durchblutungsstörungen
- Hautkrankheiten (z.B. Schuppenflechte)
- Kältegefühl in Händen und Füßen
- rheumatische Arthritis
- Bluthochdruck...

Offizielle Stellen und Gesellschaften geben oft eine zu geringe Vitamin-D3-Dosis zur täglichen zusätzlichen Supplementierung an, meist nur 400IE - 1.000IE Vitamin-D3.

Um die Vitamin D-Speicher zügig aufzufüllen und um 30ng/ml im Blutserum zu erhöhen sollte man eine “hohe” Dosis innerhalb 10 Tagen einnehmen.

Beispiel:

- ein Mensch mit den Körpergewicht von 75 kg sollte demnach 400.000 IE Vitamin-D3 in 10 Tagen einnehmen, heißt 40.000 IE Vitamin-D3 pro Tag in Verbindung mit 200mcg (Mikrogramm) Vitamin K2 Mk7 und 200-300mg Magnesium
- ein Mensch mit dem Körpergewicht von 90 kg sollte demnach 500.000 IE Vitamin-D3 in 10 Tagen einnehmen, heißt 50.000 IE Vitamin-D3 pro Tag in Verbindung mit 200mcg (Mikrogramm) Vitamin K2 Mk7 und 200-300mg Magnesium

- ein Mensch mit dem Körpergewicht von 50 kg sollte demnach 300.000 IE Vitamin-D3 in 10 Tagen einnehmen, heißt 30.000 IE Vitamin-D3 pro Tag in Verbindung mit 200mcg (Mikrogramm) Vitamin K2 Mk7 und 200-300mg Magnesium

(Rechnung u. Formel siehe Quellen Seite 99)

600.000 IE Vitamin-D3 hören sich unglaublich viel an, sind es aber nicht. 600.000 IE sind gerade mal 15mg. Noch in den 70er Jahren wurden Neugeborenen Babys zur Rachitis-Prophylaxe bis zu 1.000 000 IE Vitamin-D3 verabreicht.

Man sollte noch wissen, dass bei regelmäßiger Einnahme von Vitamin-D3, das Vitamin K2 Mk7 auf jeden Fall begleitend zugeführt werden sollte (wichtig bei hohen Dosen Vitamin-D3 bei Speicherauffüllung). Vitamin K2 hat die Aufgabe, Calcium an den richtigen Stellen, heißt in den Zähnen und Knochen ein zu bauen. Gleichzeitig verhindert Vitamin K2 die Einlagerung von Calcium in den Arterien und in anderen weichen Geweben im Körper. In Kombination eingenommen stärken die beiden Vitamine die Knochen und fördern die Gesundheit des Herzens.

Um den Vitamin-D-Spiegel nach der Speicherauffüllung einigermaßen konstant auf ca 60ng/ml zu halten und Krankheiten vor zu beugen, kann man weiterhin tägliches Vitamin-D3 einnehmen.

Beispiel:

- ein Mensch mit dem Körpergewicht von 75kg sollte demnach täglich 4.000 IE Vitamin-D3 einnehmen, in Verbindung mit 100mcg Vitamin K2 MK7
- ein Mensch mit dem Körpergewicht von 90kg sollte demnach täglich 5.000 IE Vitamin-D3 einnehmen, in Verbindung mit 100mcg Vitamin K2 Mk7
- ein Mensch mit dem Körpergewicht von 50kg sollte demnach täglich 3.000 IE Vitamin-D3 einnehmen, in Verbindung mit 100mcg Vitamin K2 MK7

(im Sommer kann die Vitamin-D3 Dosis natürlich angepasst werden)

(Rechnung u. Formel siehe Quellen Seite 99)

Nochmal zusammenfassend:

1. Blut- oder BioScan Test zur Ermittlung des Vitamin-D-Spiegels
2. Gegebenfalls Speicherauffüllung innerhalb 10 Tagen mit hoher Dosis
3. Erhaltungsdosis um den Vitamin-D-Spiegel übers Jahr zu halten

Im Sommer kann man durch tägliches 30 minütiges Sonnenbad ohne Sonnenschutzmittel einen Vitamin-D-Mangel vorbeugen. Das Sonnenschutzmittel würde dafür sorgen, dass unser Körper quasi blind ist für das Sonnenlicht, heißt er kann kein Vitamin-D aus Sonnenlicht bilden. Bei einem 30 minütigen Sonnenbad, produziert der Körper zwischen 10.000 IE - 20.000 IE Vitamin D3 (250 - 500mcg)

- **zwischen Vitamin-D und Magnesium besteht ein enger Wirkmechanismus**
- **ohne Magnesium kann Vitamin-D nicht in seine aktive Form umgewandelt werden**
- **Magnesium wird als Umwandlungs-, Transport-, und Regulationsstoff für Vitamin-D benötigt**
- **der Vitamin-D-Spiegel ist also insgesamt extrem von einer guten Magnesiumversorgung abhängig**
- **deshalb ist die zusätzliche Aufnahme von Magnesium mit 200 - 300mg täglich, sehr wichtig. Oral oder transdermal (mit Magnesiumcitrat oder Magnesiumchlorid), da sonst ein Magnesium-Mangel entstehen kann**
- **eine hochdosierte Vitamin-D-Therapie, ohne eine gleichzeitig zusätzliche Einnahme von Magnesium, kann deshalb zu Magnesium-Mangel-Symptomen führen**
- **dass Vitamin-D und Magnesium in der Einnahme zusammen gehören, ist ein gut gehütetes Geheimnis**

Abschließend zu sagen wäre, dass mit der ausreichenden Vitamin-D-Versorgung über Supplementierung oder genug Sonnen-oder UVB-Bestrahlung, sehr viele Krankheiten und Gebrechen erst gar nicht entstehen würden. Mit einem starken Vitamin-D-Mangel befindet sich der Mensch quasi "im Winterschlaf" und alle System und Organe des Körpers laufen nur auf "Sparflamme".

- Vitamin-D3 kann problemlos übers Internet oder im Fachhandel bezogen werden.
- Vitamin-D3 gibt es in Tabletten sowie in flüssiger Form
- Zur Speicherauffüllung eignet sich Vitamin-D3 am besten in flüssiger Form tropfenweise (1Tropfen entspricht meist 1.000 IE).
- Vitamin-D3 in flüssiger Form 50ml kosten zw 16 - 30.-€
- Vitamin-D3 in Tabletten Form gibt es in verschiedenen Dosierungen. Von 400 IE bis 20.000 IE pro Tablette.

- Vitamin K2-MK7 kann problemlos übers Internet oder im Fachhandel bezogen werden
- Vitamin K2-MK7 gibt es in Tabletten sowie in flüssiger Form tropfenweise
- Vitamin K2-MK7 in flüssiger Form (1Tropfen entspricht meist 20mcg Mikrogramm)
- Vitamin K2-MK7 in flüssiger Form 50ml kostet zw 20 - 30.-€

Vitamin-B12 (Cobalamine)

"Das Nerven-Vitamin"

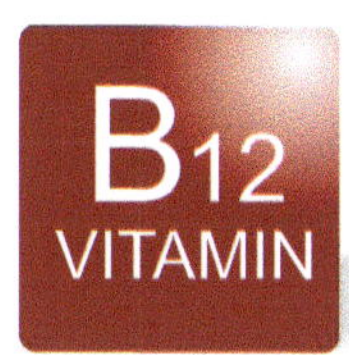

Das Vitamin-B12 ist ein essentielles Vitamin, das der Körper nicht selber produzieren kann, und daher auf die Aufnahme aus der Nahrung oder durch Supplementierung mit Nahrungsergänzungsmitteln angewiesen ist. Jede einzelne Zelle benötigt ständig geringe Mengen an Vitamin-B12, um optimal zu funktionieren. Wenn Vitamin-B12 über einen längeren Zeitraum dem Organismus fehlt, kann die Gesundheit des Körpers langfristig nicht gewährleistet werden. Ein Vitamin-B12-Mangel ist leider laut mehreren Studien weit verbreitet, aber um das genauer zu analysieren, sollte man erst einmal den Sollwert im Blutserum kennen.

Blut-Serum Richtwerte Vitamin-B12 nach Dr. Brownstein

bis 300 pg/ml **starker Mangel**

300 - 600 pg/ml **Mangel wahrscheinlich**

600 - 1.000 pg/ml **Unterversorgung häufig**

über 1.000 pg/ml **gute Versorgung**

2.000 pg/ml **unbedenklich**

Die Richtwerte in Deutschland liegen deutlich niedriger, das leider eine weitverbreitete Unterversorgung von Vitamin-B12 bei uns nach sich zieht.

Zur Bestimmung eines möglichen Vitamin-B12 Mangels kann man einen Blut-Test beim Arzt oder einen Urin-Test zu Hause durchführen.

Nachfolgend eine Übersicht typischer Symptome eines Vitamin-B12 Mangels:

Kribbeln und Taubheit in den Gliedmaßen • Muskelzittern • Verdauungsstörungen • Nervenschmerzen • Lähmungen • Arteriosklerose • Thrombose-, Embolie-, Infarktrisiko • Inkontinenz • Depressionen • Schlafstörungen • Verwirrung • Reizbarkeit • Burn-out •

Benommenheit • Nervosität • Halluzinationen • Psychosen • Lähmungen • Demenz • Gedächtnisverlust • perniziöse Anämie • dauernde Müdigkeit • Gleichgewichtsstörungen • Parkinson Symptome • Osteoporose • erhöhtes Krebsrisiko...

Der Vitamin-B12-Spiegel sollte, wie die oben aufgeführten Symptome zeigen, unbedingt zunächst überprüft und ggf. dann aufgefüllt werden.

Risikogruppen bzw. erhöhter Vitamin-B12 Bedarf besteht bei:

- älteren Menschen ab 50 Jahren
- Stress
- Krankheit
- Magen-Darm-Problemen
- Sportlern
- Rauchern
- Schwangerschaft u. Stillenden
- Vegetariern

generell kann aber jeder betroffen sein.

Besonders bei Menschen mit chronischen Magen-Darm-Erkrankungen, ist die Aufnahme von Vitamin-B12 gestört und führt deshalb oft in kürzester Zeit zu einem Vitamin-B12 Mangel.
In der Regel sollte die prophylaktische (vorbeugende) Einnahme von Vitamin-B12 erfolgen. Es besteht kein Grund zur Besorgnis bei Überdosierung, denn Vitamin-B12 ist nicht toxisch. Die vorbeugende Einnahme von Vitamin-B12 ist auch bei Serum-Werten knapp unter 1.000 pg/ml sinnvoll.

- die tägliche Einnahme von 1.000 mcg (Mikrogramm) Vitamin-B12 ist zu empfehlen
- von diesen 1.000 mcg Vitamin-B12 wird im Durchschnitt nur 1%, also 10 - 15 mcg vom Organismus aufgenommen
- bei starkem Vitamin-B12-Mangel ist eine höhere tägliche Dosis von 3.000 mcg einen Monat lang einzunehmen

• im zweiten und dritten Monat täglich 2.000 mcg Vitamin-B12 einnehmen
• danach fortlaufend 1.000 mcg Vitamin-B12 täglich
• wichtig dabei ist, die entsprechende Dosis Vitamin-B12 wirklich täglich einzunehmen

Da viele Menschen Probleme bei der Aufnahme von Vitamin-B12 über die Dünn-Darm-Schleimhaut haben, ist es nicht zu empfehlen, die tägliche Vitamin-B12-Dosis über zu schluckende Kapseln oder Pillen ab zu decken. Es ergibt sich also das Problem, einen anderen, sicheren und effektiveren Eingang in den Körper zu finden, als über den Verdauungstrakt. Und den gibt es, nämlich über die Mundschleimhaut. Dieser Weg ist, durch Vitamin-B12-Spray-, Lutschtabletten- oder Tropfen, ebenso sicher und schnell, wie über die Blutbahn.

Wichtig ist außerdem die richtige Form des Vitamin-B12 einzunehmen und das ist Methylcobalamin. Methylcobalamin ist eine natürliche und bioaktive Form von Vitamin-B12 und kann deshalb problemlos vom Organismus aufgenommenen und eingebaut werden. Ein Vitamin-B12-Präparat sollte daher aus Metylcobalamin bestehen und in der Form von Lutschtabletten, Spray oder Tropfen sein.

Vitamin-B12-Methylcobalamin gibt es übers Internet als Spray oder Tropfen 25ml kosten ca 15 - 20.-€. Als Lutschtabletten 100 Stk. a` 1.000 mcg (Mikrogramm) kosten zw 15 - 25.-€.

DAS UNSTERBLICHKEITSENZYM

Q10

"Lebensmotor auf Hochturen"

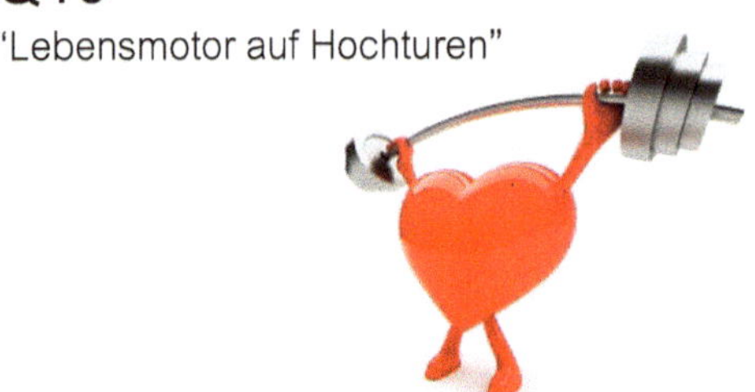

wirkt positiv auf oder bei:

- Kraft / Power
- Vitälität
- Muskeln
- Herz
- Herz-Kreislauf-System
- Gehirn
- Entzündungen
- Gefäße
- Stoffwechsel
- Organe
- Immunsystem
- Hautbild
- Figur
- Muskeln
- Blutzucker

Coenzym Q10 wird im ganzen Körper auf natürliche Weise produziert und ist in sämtlichen menschlichen und tierischen Zellen vorhanden. Diese Eigenproduktion nimmt aber im Laufe des Lebens, so um die vierzig, leider ab und sollte deshalb als Nahrungsergänzungsmittel eingenommen werden. Q10 hat enorm positive Wirkung auf das Herz und auf die körperliche Leistungsfähigkeit. Q10 hat die Eigenschaft, als Antioxidans und Energielieferant, freie Radikale abzufangen, die ansonsten zur Beschleunigung der Zellalterung beitragen. Q10 wird in flüssiger Form meist besser vom Organismus aufgenommen, heißt die bioverfügberkeit erhöht sich.

Coenzym Q10...

- unterstützt die Energieproduktion auf zellulärer Eben
- hat zellschützende Eigenschaften
- stärkt Herz und Nerven
- unterstützt das kardiovaskuläre System
- sorgt für mehr körperliche Leistungsfähigkeit
- ist gut für chronisch Kranke sowie für leistungsorientierte Menschen
- ist ein anti-Aging-Mittel
- aktiviert das Immunsystem
- fördert die Fettverbrennung
- nimmt positiven Einfluss auf das Hautbild

Coenzym Q10 kann eingesetzt werden bei:

Herz-Kreislauf-Erkrankungen | Koronare Herzerkrankung | Angina pectoris | nach Herzoperation | Bluthochdruck | Artheriosklerose | Abgeschlagenheit | schwachem Immunsystem | Magenproblemen | Muskelerkrankungen | Migräne | Blutarmut | Asthma | Augenerkrankungen | Nierenerkrankungen | Diabetes Mellitus | nach Schlaganfall | Hauterkrankungen

• unterstützt das Herz-Kreislauf-System
• schützt die Gefäße
• schützt vor Entzündungen und Infektionen
• kräftigt Muskeln und Gewebe
• wirkt vitalisierend

Herz, Leber, Nieren, Bauchspeicheldrüse, Immunsystem, Venensystem und Muskeln weisen einen hohe Q10 Gehalt auf. Daher sind diese Strukturen auch als erstes in ihrer Funktion beeinträchtigt, wenn die Bildung von Coenzym Q10 nicht mehr ausreicht. Coenzym Q10 unterstützt die Pumpleistung des Herzmuskels und schützt das Herz vor oxydativem Stress. Q10 fördert ein normalen Blutdruck und kann dazu beitragen, das die Energieproduktion der Zellen sich verbessern, heißt die Leistungsfähigkeit kann sich steigern. Betablocker, Antidepressiva, Statine und andere Medikamente, können körpereigene Bildung von Q10 absenken.
Übrigens weisen 20% der Krebspatienten einen zu geringen Q10-Spiegel auf, weshalb der dringende Verdacht besteht, dass eine zu geringe Aufnahme von Q10 die Entstehung von Tumoren begünstigt. Um so wichtiger ist eine Nahrungsergänzung mit Coenzym Q10, um den Organismus in seiner Gesunderhaltung zu unterstützen.

Führende Wissenschaftler empfehlen eine tägliche Aufnahme von 30 - 200mg Q10.

Coenzym Q10 Ubiquinol wird besser vom Organismus aufgenommen als das normale Coenzym Q10 Ubichinon.
Coenzym Q10 Ubiquinol gibt es in flüssiger Form (Tropfen oder Spray) 30ml zw. 30 -60.-€ oder in Kapsel-Form 60 Stk ab ca 35.-€ im Interent.

NATÜRLICHES ANTIBIOTIKA

Kolloidales Silber

"Das universale Antibiotikum"

Schon in der Antike verwendeten die alten Ägypter, Griechen und Römer, Silber zu medizinischen Zwecken. Hildegard von Bingen (1098 - 1179 n.Chr) und Paracelsus (1493 - 1541 n.Chr.) setzten Silber zur Heilung der Menschen ein. Mitte des 19. Jahrhunderts wurde Silber dann in seiner kolloiden Form als Heilmittel entdeckt. Und schließlich Anfang des 20. Jahrhunderts wurde kolloidales Silber von Wissenschaftlern intensiv untersucht und als erprobtes Breitband-Antibiotika ohne schädlichen Nebenwirkungen deklariert.
Im Laufe des 20. Jahrhunderts wurde mehrmals der Versuch unternommen, seitens der FDA (Food and Drug Administration) USA, und den Rockefellers im Hintergrund, das kolloidale Silber zu verunglimpfen bzw vom Markt zu nehmen. Was ihnen leider zum größten Teil gelungen ist. Durch diese Aktion war unter anderem der Weg frei, für den Aufschwung der Pharmaindustrie.
Komisch ist, das genau die Menschen gegen kolloidales Silber wettern, die uns die Empfehlung ausgesprochen haben, uns hochgiftiges Quecksilber (Amalgamfüllungen) in unsere kariösen Zähne füllen zu lassen.
Glücklicherweise erfährt kolloidales Silber in der heutigen Zeit eine gewisse Renaissance, und immer mehr Menschen interessieren sich für dieses nebenwirkungsfreie Breitband-Antibiotikum.
Kolloidales Silber tötet über 650 verschieden Krankheitserreger. Vieren, Einzeller, Plasmodien, Sporen, Pilze, Würmer, es ist kein Bakterium bekannt, das nicht durch kolloidales Silber innerhalb 6 Minuten eliminiert werden kann.
In seiner Anwendung wird kolloidales Silber äußerlich sowie innerlich aufgrund

Kolloidales Silber kann eingesetzt werden bei:

allen grippalen Infekten | der echten Grippe (Influenza epidemica) | bei allen entzündlichen u. infektiösen Erkrankungen der Augen • der Atemwege • des Hals-Nasen-Ohrenbereichs • des Verdauungstrakts • der weiblichen u. männlichen Geschlechtsorgane • der Haut • Mund u. Zähne | Arthritis | Arthrose | Blutvergiftung | Borreliose | Burn-out-Syndrom | Müdigkeitssyndrom | Osteoporose | Lypmphprobleme | Allergien | Kinderkrankheiten...

seiner antimikrobiellen Wirkung für eine unglaubliche Vielzahl von Anwendungsmöglichkeiten quasi als "Allheilmittel" genutzt und geschätzt.
Die Konzentration von kolloidalem Silber wird in ppm (parts per million) Teile von einer Million definiert. Wobei es bei kolloidalem Silber nicht auf die Menge sondern auf die Silberpartikelgröße ankommt. In der Konzentration von 25ppm ist kolloidales Silber daher nachweislich am besten geeignet Bakterien, Vieren und Pilze abzutöten.
Da bei der Herstellung von kolloidalem Silber wesentliche Dinge zu beachten sind, sollte es nur aus seriösen, zuverlässigen Quellen entstammen. Dies sollten beim Kauf beachtet werden.

Dosierung:

- je nach Schwere der Erkrankung von 1TL 3 x täglich Kolloidalem Silber bis zu 30ml alle 3 Stunden
- kolloidales Silber als Mund- und Nasenspray
- kolloidales Silber als Nasentropfen, Augen- und Ohrentropfen
- **kolloidales Silber/Gold darf nicht mit Metall in Verbindung gebracht werden**
- vor dem Schlucken einige Zeit im Mund behalten

Kolloidales Silber kann in der Konzentration von 25 ppm übers Internet oder im Fachhandel (aus seriösen Quellen) bezogen werden. 500ml kolloidales Silber kosten im Durchschnitt 30 - 60.-€

Nebenbei sei noch erwähnt, dass kolloidales **Gold** stimmungsaufhellend und in der Depressionstherapie häufig mit Erfolg verwendet wird. Kolloidales **Gold** passiert nämlich mühelos die Blut-Hirn-Schranke und kann deshalb in unserem zentralen Nerven- und Denkzentrum, positive Akzente setzten. 1 - 3 TL kolloidales **Gold** in der Konzentration von 2 ppm wirken bereits.

Kolloidales Gold kann in der Konzentration von 2ppm übers Internet oder im Fachhandel (aus seriösen Quellen) bezogen werden. 100ml kolloidales Gold kosten im Durchschnitt 30.-€

(Kolloide nicht in der Nähe von elektromagnetischen Wellen, Kühlschrank, Mikrowelle, Handys u. Radios lagern)

Grapfruitkernextrakt

"Das pflanzliche Antibiotikum"

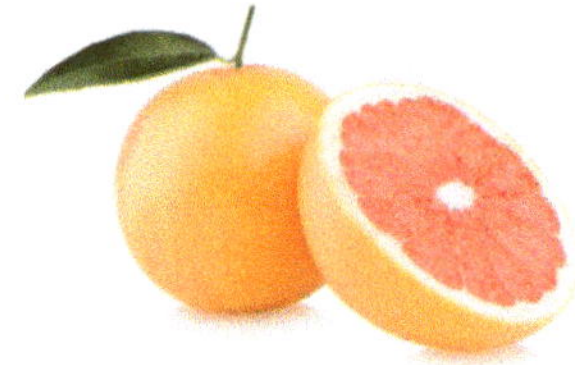

Grapfruitkernextrakt wird aus den Kernen und Schalen der Grapfruits hergestellt und bekämpft erfolgreich Vieren, Bakterien, Pilze und Parasiten. Der Arzt und Immunbiologe Dr. Jacob Harrich entdeckte 1980 die Wirksamkeit der Grapfruitkerne und Schalen. Studien konnten zeigen, dass Grapfruitkernextrakt bereits in einem niedrigen Verdünnungsverhältnis, seine antibiotische Wirkung entwickeln kann, und das ohne die Darmflora anzugreifen.

Ein paar Grundregeln:

- Grapfruitkernextrakt darf nur verdünnt eingenommen werden
- Vorsicht nicht in die Augen bringen
- Zitrusfruchtallergiker sowie Pilzkranke sollten mit einer geringen Dosis anfangen
- darf nie in Kinderhände gelangen

Dosierung

- 2 bis 3 x täglich 3 - 15 Tropfen Grapfruitkernextrakt steigend, wobei die höchste Tropfenzahl nach1 Woche erreicht werden sollte. Die allmähliche Steigerung ist vor allem dann nötig, wenn Verdacht auf Darmpilze (Candida albicans) besteht. Diese Pilze können beim Absterben, Müdigkeit, Kopfschmerzen oder Benommenheit auslösen. Man nennt dies "Herxheimer Reaktion".

Grapfruitkernextrakt kann eingesetzt werden bei:

Candida Pilz | Angina-Mandelentzündung | Darmentzündung | Morbus Crohn | Grippe | Entzündungen allgemein | Migräne (oft verursacht durch Pilze) | Hals-Nasen-Ohren Entzündungen | Rheuma | Parasiten | Magen-Darm Beschwerden | chronische Müdigkeit | Prostata Beschwerden.| Wurmbefall | zur Hautdesinfektion......

- 5 Tropfen Grapfruitkernextrakt pro 10kg Körpergewicht als Tagesdosis. In besonderen Fällen kann diese Dosis auch ausgeweitet werden, auf 1 Topfen pro kg Körpergewicht
- die Dauer der Anwendung richtet sich nach Art und Schwere der Krankheit. Die Anwendung sollte mindestens 1 Woche nach Abklingen der Symptome fortgesetzt werden. Bei Darmpilzen oder bestimmten Bakterien (zB Heliobacter pylori) sollte man mit mindestens 6 Wochen Einnahme rechnen.
- wichtig ist immer die langsame Steigerung der Tropfen-Dosis Grapfruitkernextrakt

Grapfruitkernextrakt ist übers Internet oder im gut sortierten Bio-Laden zu kaufen. 50ml kosten im Durchschnitt zw 15 - 20.-€.

INNERE REINIGUNG / ENTGIFTUNG

Zeolith / Bentonit

"Der Entgifter"

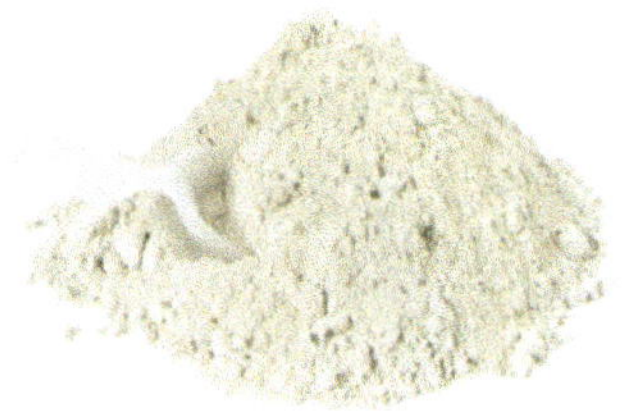

wirkt positiv auf oder bei:

- Entgiftung
- Immunsystem
- Gelenke
- Durchblutung
- Verdauung
- Hautbild
- Organe
- Arterien
- Knochen
- Muskeln
- Vitälität

Natur Zeolith-Klinoptilolith und Bentonit-Montmorillonit gehören meist zu einem aus Vulkan stammenden kristallinen Tuffgestein Mineral. Diese enthalten vor allem Silizium- und Aluminium Verbindungen. Zeolith- und Bentonit-Mineralien werden durch einen besonderen Vorgang von Fremdstoffen gereinigt und mit einem speziellen Mikronisierungsverfahren auf die Korngröße im Mikrometerbereich pulverisiert. Zeolith und Bentonit haben besondere Bindungs- Reinigungs- und Ausscheidungseigenschaften, die äußerst wichtig sind, um Umweltgifte, Medikamentenrückstände, Chemtrail- und Feinstaubpartikel problemlos aus dem Körper wieder ausscheiden zu können. Nieren, Lymphe, Blut, Bindegewebe und Verdauungstrakt werden aufgrund dieser besonderen Eigenschaften von Zeolith und Bentonit, gereinigt, entgiftet, entlastet und mit den vollgesogenen Mikroteilchen durch Kot, Urin und Schleimhäute wieder ausgeschieden. Dieser Vorgang stellt einen exzellent guten Reinigungsvorgang dar, der für den menschlichen Körper ungeheuer entlastend wirkt.

Wenn wir Menschen ebenso viel Bemühung aufbringen würden, unser Inneres zu reinigen, wie unser Äußeres zu pflegen, dann würden viele Krankheiten erst gar nicht entstehen.

Zeolith / Bentonit kann eingesetzt werden:

Zur Entgiftung | zur Stärkung des Immunsystems | gegen Osteoporose | zur Mineralienzufuhr | zur Sicherung des Elektolythhaushalts | zur Beseitigung freier Radikale | zur Zufuhr kolloidalem Siliziums | zur Verbesserung der Selbstheilungsprozesse | zur Schwächung der Nebenwirkungen chemischer Pharmaka | zur Verbesserung der Libido | zum Binden von Schwermetallen und anderen Gifte | zur Leistungssteigerung | zur Verbesserung von Haut-Haare-Nägel | gegen Pilze | zur Regulierung des Verdauungstrakts | zur Wundheilung | zum Zellaufbau | zum Bindegewebsaufbau | zur Bekämpfung Arteriosklerose | zur Stimmulierung der Selbstheilung

Die durchschnittlichen Inhaltsstoffe von Zeolith-Klinoptilolith sind:

Sio2 65 - 72% = Siliciumoxid

Al2O3 10 - 12% = Aluminiumoxid

CaO 2,4 - 3,7% = Calciumoxid

K2O 2,5 - 3,8% = Kaliumoxid

Fe2O3 0,7 - 1,9% = Eisenoxid

MgO 0,9 - 1,2% = Magnesiumoxid

Na2O 0,1 - 0,5% = Natriumoxid

MnO 0 - 0,08% = Manganoxid

CrO3 0 - 0,03% = Chromoxid

P2O5 0,02 - 0,03% = Phosphorpentoxid

SiO3/A2O3 5,5 - 7,2% = Silikat

(Die Aluminiumsilikate im Zeolith und Bentonit sind natürlichen vulkanischen Ursprungs und haben einen einzigartigen biologischen und bioregulatorischen Wirkmechanismus im menschlichen und tierischen Körper und sind absolut nicht toxisch)

Dosierung:

- zur Prophylaxe oder der einfachen Entgiftung, 3 - 5g Zeolith oder Bentonit 1 - 2 mal in der Woche (abends, nach der letzten Mahlzeit) in einem Glas stilles Wasser auflösen und mit einem Kunststofflöffel vor jedem Schluck umrühren und schluckweise trinken
- bei **schweren** Erkrankungen oder zur Entgiftung bei **Strahlenbelastung** bis zu 10-15g täglich Zeolith oder Bentonit auf 2 Portionen täglich verteilt einnehmen
- 1/2 Stunde vor Medikamenten einnehmen
- täglich mindestens 2-3 Liter stilles Mineralwasser zusätzlich trinken, ansonsten kann beim täglichen Stuhlgang Verstopfung einsetzen

Natur Zeolith-Klinoptilolith kann man übers Internet oder im Fachhandel als Pulver kaufen. 1 Kg ca 20 - 30.-€ Kaufen.
Natur Bentonit-Montmorillonit (besser für den Darm) kann man ebenfalls übers Internet und im Fachhandel als Pulver 1 Kg zw 20 - 30.-€ beziehen.

EINE WUNDERBARE SUBSTANZ

Natron

"Das vergessene Heilmittel"

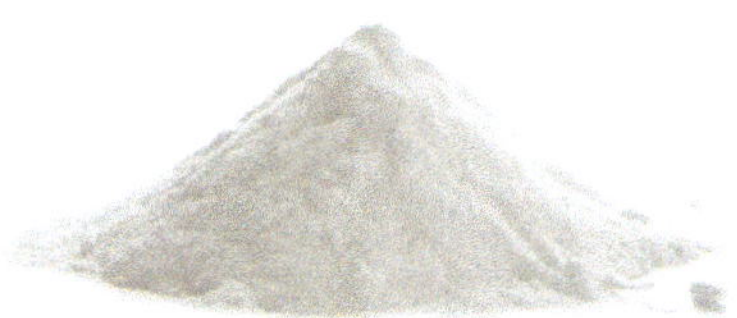

Natron als Backtiebmittel geht schon aus 6000 Jahre alten Quellen hervor. Obgleich die alten Ägypter schon um die heilenden Eigenschaften von Natron wussten. In der Jetzt - Zeit sorgt Natron in der alternativ Medizin für Furore, nämlich als Krebsbekämpfungsmittel. Aber erstmal zur Natrongewinnung selber. Es gibt zwei verschiedene Natron-Arten:

- einmal das Natriumhydrogencarbonat NaHCO3, gewonnen aus Kochsalz, indem man Chlor gegen Carbonat austauscht, also ein chemischer Vorgang. Heißt Natriumhydrogencarbonat E500 Lebensmittelqualität und Natriumhydrogencarbonat E500ii Pharma Qualität

- und dann das natürliche Natron, gewonnen aus dem Mineral Nahcolith, meist aus dem Natron-See in den USA. Dort wird es nach dem Abbau gereinigt, gemahlen und ohne chemische Zusätze abgefüllt. Natur-Natron aus den USA ist ein reines Naturprodukt.

Dr. Tullio Simoncini, Dr. Marc Sircus und Dr. Leonard Coldwell haben die unglaubliche Heilwirkung von Natron erkannt, erforscht und in unzähligen Krebs/Tumor-Behandlungen unter anderem mit Erfolg eingesetzt.

Dr. Leonard Coldwell, einer der führenden alternativ Mediziner in Sachen Krebstherapie sagt: „Chemotherapie ist das gleiche, wie wenn sie einen Garten haben in dem schöne Blumen und Pflanzen wachsen, sie aber das Unkraut entfernen wollen und zu diesem Zweck, den ganzen Garten mit dem Entlaubungsgift *Agent Orange* besprühen und darauf hoffen, dass nur die schönen Blumen und Pflanzen wieder wachsen und das Unkraut nicht mehr". Irrsinn!

Ebenso hatte Dr Otto Warburg, Nobelpreis Medizin 1931, die These aufgestellt, das Krebs in einem basischen und sauerstoffreichen Milieu nicht existieren kann. Diese wurde 80 Jahre später von einer Gruppe von Wissenschaftlern aus Jena und Potsdam, 2006 endlich bewiesen. Ihre Forschungsergebnisse wurden im "Klassiker" der biochemischen Fachzeitschrift, dem "Journal of Biological Chemistry" veröffentlicht.

Natron hilft also unserem Körper zu entsäuern und damit basisch zu werden. Natron erhöht zudem den Sauerstoffgehalt im Blut. Dies alles sollte natürlich Hand in Hand gehen, mit einer dementsprechenden basenreichen-Ernährung.

Wenn der menschliche Körper einen ph-Wert im Urin von 7,0 - 7,4 erreicht, sind wir ein großes Stück weiter zur eigenen Gesundheit.

Die gemeinsame Ursache von Arthrose, Rheuma und Gicht, ist die chronische Übersäuerung des Organismus.

Natron hat die Eigenschaft, ob als Natur-Natron oder Natriumhydrogencarbonat, uns in vielerlei Hinsicht zu helfen z.B. bei:

- Grippe u. Erkältung / 1/2 TL Natron 5 - 6x täglich bis zur Symptombesserung in ein Glas stilles Mineralwasser rühren und trinken
- Kopfschmerzen / 1/2 - 1 TL Natron in ein Glas stilles Mineralwasser rühren und trinken
- Unwohlsein / 1/2 - 1 TL Natron in ein Glas stilles Mineralwasser einrühren und trinken
- Übersäuerung / 1/2 - 1 TL Natron morgens nüchtern und abends vor dem zu Bett gehen in ein Glas stilles Mineralwasser einrühren und trinken. Begleitend den ph-Wert im Urin messen (siehe Kapitel Übersäuerung)
- Deodorant / Natur-Natron unter die Achselhöhlen pudern, anstatt Deospray
- Gicht / 1/2 - 1 TL Natron in ein Glas stilles Mineralwasser einrühren und trinken
- zum Abtransport der Schlacken aus dem Darm, morgens nüchtern (ca 30 Min vor dem Frühstück) 1/2 - 1TL Natron in ein Glas stillen Mineralwasser mischen und trinken (gelegentlich ph-Wert im Urin messen)

(Dies ist nur ein kleiner Auszug aus dem breiten Anwendungsmöglichkeiten von Natron)

Natron sollte immer zeitversetzt (1/2 Std-1Std) zu den Mahlzeiten eingenommen werden, da sonst die Magesäure ihren optimalen pH-Wert verliert, was zu Verdauungsbeschwerden führen kann.

Als Notfallmittel bei Verdacht auf Schlaganfall oder Herzinfarkt

Schnelle Entsäuerung für Herz und Hirn, ist bei Schlaganfall und Herzinfarkt die erste eigenständige Sofortmaßnahme, die man einleiten kann. Einige Erkennungsmerkmale eines Schlaganfalls sind:

- *Die Person bitten, zu lächeln (sie wird es kaum schaffen)*
- *Die Person bitten, einen einfachen Satz zu sagen (sie kann es schwer umsetzen)*
- *Die Person bitten, die Zunge raus zu strecken (die Zunge ist gekrümmt)*
- *Die Person bitten, beide Arme gleichzeitig zu heben (sie wird es nur schwer können)*

Sofort einen gehäuften TL Natron in ein halbes Glas Wasser geben und die Person trinken lassen. Das ist in dem Moment die Notfallentsäuerung und kann folgenschwere Lähmungen und Störungen verhindern. Ist die Katastrophe abgewendet, so ist eine Nachgabe von 5g Natron am gleichen Tag 1 bis 2x zu wiederhohlen. Im Nachhinein sollte in den folgenden Tagen ebenfalls Natron verabreicht werden 3x täglich 1 TL in einem Glas Wasser auflösen und trinken.
Nach so einem Vorfall sollte über eine dauerhafte Entsäuerung nachgedacht werden.
Alle Menschen sollten immer Natron im Haus haben bzw auch unterwegs mitnehmen.
Natron gibt es in Pulver und in Tablettenform.

(ERSETZT NATÜRLICH NICHT DAS RUFEN DES NOTARZT)

Natron, Natriumhydrogencarbonat E500 und E500ii kann man in Drogerien, Reformhäusern und übers Internet für wenig Geld beziehen. In Pulver oder Tablettenform ca 3 - 4 .-€ für 250g. In Großgebinde gibt es übers Internet 5 kg im Eimer zw 12 - 20.-€ zu kaufen.
Natur-Natron aus den USA kann man übers Internet kaufen, 500g kosten zw 3 - 6.-€.

Zucker ist verantwortlich für Herz-Kreislauf Erkrankungen und ist Treibstoff für die Krebszellen.

Dr. Leonard Coldwell

Im Jahre1850 lag der Pro-Kopf-Zuckerkonsum in der Schweiz bei 3kg jährlich.
Im Jahre 2009 lag der Pro-Kopf-Zuckerkonsum in der Schweiz bei 40kg jährlich.

Historisches Lexikon der Schweiz

EIN LEBENSNOTWENDIGES ELEMENT

Lugol`sche-Jodlösung

"Das fast Allheilmittel"

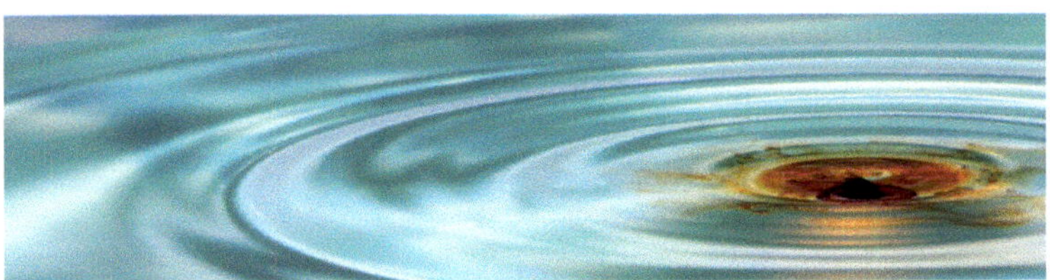

Jod ist seit Jahrtausenden ein "Universalmittel" für die Gesundheit. Jod zählt zu den lebensnotwendigen und sichersten Spurenelementen und ist das fälschlicherweise am meisten missverstandene. Jede einzelne Zelle unseres Organismus ist auf Jod angewiesen. Sämtliche Institutionen wollen uns weißmachen, dass 100-200 **mcg** Jod pro Tag genügen. Ja, die genügen, aber nur für die Verhinderung eines Kropfs. Diese tägliche Menge der Jod-Zufuhr stellt den Maßstab dafür dar, zu überleben, aber nicht genug um richtig gesund zu sein. Der Bedarf an Jod für die anderen Organe und Drüsen ist bei dieser geringen Dosis jedoch nicht berücksichtigt. Ein ausgewogenes Hormonsystem ist bei unzureichender Jodaufnahme nicht zu erreichen. Es hat dir wahrscheinlich niemand erzählt, dass die normale Schilddrüsenfunktion ein elementarer Schlüssel zur Gesundheit darstellt.
Alle 17 Minuten wird das gesamte Blut im menschlichen Körper durch die Schilddrüse gespült. Die Schilddrüse hat unter anderem die Aufgabe, schwache und starke virulente Keime, bei jedem Durchspülen des Bluts abzuschwächen, bis sie schließlich ganz abgetötet sind. Diese Funktion des abtötens der Keime, funktioniert allerdings nur bei ausreichender Jodversorgung.

Dr. Guy E. Abraham, führender Jod-Forscher, setzte die tägliche Jodmenge zur ausreichenden Jodversorgung für den ganzen Körper auf 13 **mg** fest. Das liegt komischer Weise weit über der empfohlenen Tagesdosis von 200 **mcg**. Die großen Pharma-Unternehmen, die riesige Mengen an Geld und Einfluss aus dem schlechten Gesundheitszustand der Menschen ziehen, bekräftigen natürlich die lächerlichen Vorgaben der täglich einzunehmenden Jodmenge von 150 **mcg**, um die Bevölkerung in diesem schlechten Gesundheitszustand zu halten. Noch Anfang des 20.Jahrhunderts, betrug die Behandlungsdosis bei Jodmangel 300-1.000 **mg** Jugol`scher Jodlösung. Jugol`sche-Lösung wurde von dem französischem Arzt Jean Guillaume Lugol (1786-1851) erfunden. Die Lugol`sche-Lösung ist eine Jod-Kaliumiodid-Lösung, von braunrötlicher Farbe und charakteristischem Geruch, mit dem Verhältnis 1:2 von Jod zu Kaliumiodid in Wasser. Bis in die 50er Jahre des letzten Jahrhunderts gab es noch über 1.700 Heilmittel mit Jod als medizinisch wirksamen Bestandteil.

Wie gesagt, die WHO und andere Gesellschaften empfehlen 150 **mcg** Jod pro Tag. Die Japaner nehmen die ca 90-fache Menge Jod täglich zu sich, nämlich Durchschnittlich 13,8 **mg** (13.800 mcg). Die Lebenserwartung der Japaner liegt bei 81 Jahren, die Kindersterblichkeit unter einem Jahr ist mit 3,5 von 1.000 sehr gering, und die allgemeinen Zivilisationskrankheiten sind ebenfalls seltener. Heißt, so ungesund kann Jod ja wohl nicht sein!

Hier ergeben sich für mich Parallelen zu Vitamin-D3, das ebenfalls von gewissen Institutionen und Gesellschaften in zu geringer täglicher Dosierung zur Einnahme empfohlen wird, um uns in einem, scheinbar abhängigen, auf die Schulmedizin (Pharma) angewiesenen Zustand zu halten.

Nun zu den möglichen Folgen eines Jod-Mangels:

- das Verdauungssystem wird langsamer
- das Hautbild verändert sich (trockene Haut)
- die Aufmerksamkeit und Gedächtnisleistung verschlechtern sich
- Ermüdung und Abgeschlagenheit stellen sich ein
- sämtliche Körpersysteme verlangsamen sich
- Haare und Nägel wachsen langsamer
- Schilddrüsenerkrankungen (Hashimoto-Thyreoiditis, Morbus Basedow...)
- Entstehung von ADHS
- die Persönlichkeit wird stumpfer
- Fötus-Schädigung bei Schwangeren
- angeschwollene Drüsen am Hals
- Fluorid-Vergiftung
- herabgesetzte Fruchtbarkeit
- Entwicklungsverzögerung bei Kindern
- erhöhte Kindersterblichkeit
- innere Unruhe, inneres Verkrampfen, Depressionen
- Müdigkeit, Antriebslosigkeit
- Gewichtszunahme
- Ödeme
- Krebsgefahr für: Brust- Eierstöcke- Schilddrüse- Uterus- Prostata

Den täglichen Jod-Bedarf, sollte man natürlich nicht mit dem jodierten-Koch/Tafelsalz für 29 Cent aus dem Supermark ausgleichen, denn das Salz sowie das zugesetzte Jod ist meist minderwertig und sollte als Sondermüll entsorgt werden!

In knapp 130 Ländern der Erde wird von Jodmangel berichtet, ca 70% der Weltbevölkerung leidet an Jodmangel, 1/3 der Weltbevölkerung lebt in Jodmangelgebieten.

Es gibt zwei Möglichkeit einen Jod-Mangel Test durch zu führen.
1. Einen Test beim Arzt
2. Den Selbst-Test: Tauche ein Ohrenstäbchen in die Lugol`sche-Lösung und male mit dem Ohrenstäbchen einen breiten Streifen über beide inneren Handgelenke. Wenn die Jod-Lösung innerhalb 8 Std. verschwindet, kann man von einem sehr ausgeprägtem Jod-Mangel ausgehen. Die Jod-Lösung sollte nach 24Std noch sichtbar sein.

Die 5% Lugol`sche-Lösung bietet eine sehr gute Möglichkeit, den bestehenden Jod-Mangel auszugleichen. 1Tropfen dieser Lösung beinhaltet 6,25 mg Jod. Laut führenden Jodmangel-Spezialisten, sollte man bei Jodmangel demnach täglich zwischen 2 und 6 Tropfen Lugol`scher-Lösung (12,5 - 37,5 mg Jod) einnehmen.

- 1 Tropfen Lugol`scher-Lösung 5% enthält 6,25 mg Jod
- 2 Tropfen Lugol`scher-Lösung 5% enthalten 12,50 mg Jod
- 3 Tropfen Lugol`scher-Lösung 5% enthalten18,75 mg Jod
- 4 Tropfen Lugol`scher-Lösung 5% enthalten 25,00 mg Jod
- 5 Tropfen Lugol`scher-Lösung 5% enthalten 31,25 mg Jod
- 6 Tropfen Lugol`scher-Lösung 5% enthalten 37,5 mg Jod

Dosierung:

- man kann mit 1 Tropfen Lugol`sche-Lösung in einem Glas Wasser anfangen, dies ca 1 Std. nach dem Frühstück eingenommen, und alle 4 Tage um einen Tropfen steigern, **bis das allgemeine Wohlbefinden erreicht ist** (bis max. 6 Tropfen tägl.) dann ist der Speicher voll
- die Jodaufnahme sollte täglich mit 200 mcg Selen (Selenmethionin) und mit einem natürlichen Vitamin-B-Komplex ergänzt werden (nur solange, bis die Speicher voll sind)
- danach reicht vielen Menschen bereits die Menge von 2 Tropfen Lugol`sche-Lösung an 1 - 3 Tagen in der Woche
- Jod wirkt unter anderem auch entgiftend, deshalb ist es wichtig die Dosis langsam zu steigern
- Im Zuge der Einnahme von Logol`scher-Lösung kann es zu Entgiftungserscheinungen kommen zB Müdigkeit, Benommenheit, Gereiztheit, verstärkter Körpergeruch, komisches Schluckgefühl, lebhafte Träume, nächtliches Aufwachen...
- Lugol`sche-Lösung sollte nicht nach 16:00 Uhr eingenommen werden, da es energetisierend wirkt und somit vielleicht zu Schlafproblemen führen kann

Prof. Dr. Guy E. Abraham, weltweit führender Jod- und Schilddrüsenexperte sagte, dass der Verzicht auf Jod mehr Tod und Elend verursacht habe, als beide Weltkriege zusammen.

Jod bewirkt unter anderem:

- optimiert und stärkt das Immunsystem
- vermeidet die Kropfbildung
- reguliert Stoffwechselprozesse
- reinigt das Blut
- neutralisiert freie Radikale als Antioxidans
- beruhigt Körper und Geist ungemein
- gibt neue Energie
- entgiftet den Körper von Schwermetallen
- bildet Schilddrüsenhormone T3 und T4
- regt die Fettverbrennung an
- verhindert die Aufnahme von radioaktiven Jod in Drüsen und Gewebe
- verhindert übermäßiges Zellwachstum bei Knoten, Zysten und Tumoren
- vermeidet Kinder- und Jugendsterblichkeit
- vermeidet Unfruchtbarkeit...

Jod hat eine ausgezeichnete **antiparasitäre - antibakterielle - krebsbekämpfende - antivirale** und **pilzbekämpfende** Eigenschaft.

Alles in Allem sollte man sich wirklich Gedanken über die täglich ausreichende persönliche Jod-Versorgung machen, die leider über die normale Nahrungsaufnahme meist nicht ausreichend erfolgen kann.

Lugol`sche-Jodlösung gibt es in verschiedenen Konzentrationen, von 2% - 3% - 5% - 7% - 10% - 15%. Wobei die 5%ige Jugol`sche-Lösung am besten geeignet ist einen Jod-Mangel auszugleichen, da man sie meiner Meinung nach am sinnvollsten dosieren kann. Angefangen mit 1 Tropfen bis zu ggf 6 Tropfen.

(Lugol`sche-Lösung sollte bei einer Jod-Allergie natürlich nicht eingenommen werden)

Lugol`sche-Jodlösung 5% kann man problemlos übers Internet oder im Fachhandel beziehen 30ml Lugol`sche-Jodlösung 5% kosten zw 10 - 15.-€

Salzsole

"Symbiose für das Leben"

Die Elemente Wasser und Salz in Symbiose, sind der Ursprung allen Lebens. Diese Verbindung, auch Salzsole genannt, verbessert die Leitfähigkeit im menschlichen Körper. Was sich im Umkehrschluss sehr gesundheitsfördernd auf unser Herz-Kreislaufsystem auswirken kann. Salz ist für die Reizleitung im Nervensystem und der Kommunikation der Nervenzellen untereinander lebenswichtig. Salzsole lässt den Strom wieder fließen.

Dr Fereydoon Batmanghelidj, die Koryphäe in der Behandlung von Kranken mit Wasser und Salz sagte, dass durch den Mangel an Salz und Wasser (Dehydrierung) viele Erkrankungen und Gebrechen ihren Ursprung haben. Er sagte weiterhin, dass viele Menschen nicht krank sind sondern durstig. Die unbeabsichtigte Austrocknung ist die Hauptursache für Schmerzen und Krankheiten.

Mögliche Folgen eines Wasser und Salz Mangels:

• Herz-Kreislauferkrankungen • Depressionen • Krebs • Schlaganfall • Gicht

• Osteoporose • Übergewicht • Diabetes mellitus • Rheuma • Multiple Sklerose

• Gelenkbeschwerden • Alzheimer • Histaminintoleranz • Asthma • Bluthochruck...

Beispielsweise sind bei Salzmangel die osmotischen Verhältnisse im Blut so, dass die Salzkonzentration sinkt und im Gegenzug der Zuckergehalt ansteigt um das fehlende Salz zu ersetzen. Die Folge ist Diabetes mellitus, das bei Wasser und Salz-Mangel im Körper auftreten kann.

Wichtig ist zu wissen, wenn wir hier von Salzmangel sprechen, dass immer natürliches Steinsalz gemeint ist, nicht raffiniertes-jodiertes-Koch/Tafelsalz. Meerwasserfische sind in einem Aquarium mit Tafelsalz nach 5 Minuten tot und Pferde verweigern instinktiv Lecksteine aus Tafelsalz. Das zeigt ganz klar die schlechte Qualität des Tafelsalz auf. Deshalb gehört jodiertes-Tafelsalz nicht auf den Tisch, sondern sollte eigentlich als Sondermüll entsorgt werden! Raffiniertes Tafelsalz besteht meist aus Salz, Sand und Glas. Wenn man 1EL Tafelsalz in das kalte Nudelwasser gibt, wird es meist milchig, was ganz klar die Unreinheit des Salz bestätigt. Bei unraffiniertem natürlichem Salz bleibt das Wasser immer klar.

Dem raffinierten-jodierten Speise/Tafelsalz sind Rieselhilfen in Form von Aluminium-hydroxid, eine hochgiftige Aluminiumverbindung zugesetzt. Und ebenso Fluoride, die lange Zeit als Rattengift eingesetzt wurden und Bestandteil von Pestiziden und leider auch Zahnpasta sind.

Salzsole wirkt entgegen der allgemeinen Meinung, nicht Blutdruck erhöhend, sondern Blutdruck ausgleichend, ob zu hoch oder zu niedrig. Nur für raffiniertes Koch- oder Tafelsalz und raffinierten weißen Zucker trifft die Blutdruck-erhöhende Wirkung zu.

Die Anti-Salz-Propaganda hat zu schwerwiegenden Folgen geführt. Die so viel propagierte salzarme Ernährung, hat im Laufe der Zeit die Verdauungskraft der Menschen immer weiter abgeschwächt. Ohne Salz (natürliches Steinsalz) keine Magensäure und das macht krank, durch Verdauungsschwäche. Wenn man die tägliche empfohlene Wassermenge von 2-3 Liter trinkt, muss auch immer die entsprechende Salzmenge eingenommen werden. Heißt, 3g Salz in Form von natürlichem Salz oder Salzsole ist notwendig, um eine vernünftig funktionierende Verdauung zu gewährleisten, sonst entsteht eine Unterversorgung an Natrium. Eiweiße können nur mit einer ausreichenden Magen-Saft-Produktion verdaut werden. Salz ist lebensnotwendig! Viele Krankheiten resultieren aus geschwächter Verdauungsfunktion. Der Körper braucht Wasser und Salz in Form von Mineralien und Elektrolyte, sonst können wir, ohne dass wir es erkennen, dehydrieren. Daraus resultiert die schleichende Austrocknung des Körpers, dass wiederum vielerlei Krankheiten und Schmerzen nach sich ziehen kann.

Fester Stuhlgang ist immer ein sicheres Zeichen von zellulärem Wassermangel, denn der Kot dickt bei Wassermangel immer mehr ein und führt unweigerlich zur Verstopfung.

Um es erst gar nicht zum besagten Salz- und Wasser-Mangel kommen zu lassen, sollte man 31ml Wasser pro kg Körpergewicht trinken. Das wären beispielsweise bei einem 80kg schweren Mann 2,48 Liter Wasser täglich. Da der Körper aber auch Salz in Form von Mineralien benötigt, um das Wasser speichern zu können und zell-verfügbar zu machen, sollte man täglich 3g natürliches Steinsalz zu sich nehmen. Daher bietet sich die Einnahme von Salzsole, die eine perfekte Symbiose aus beiden Elementen bildet, besonders an.
Als Alternative hat sich mir genauso als sinnvoll erwiesen, mehrmals täglich (besonders im Sommer), die Fingerkuppe etwas an zu feuchten und in ein **hochwertiges Salz** (am besten aus einer Quellsalz-Saline) ein zu tauchen und ab zu lecken. Das kräftigt und belebt, weil es alle Spurenelemente enthält, die der Körper braucht.

Salzsole ansetzen:

- ein ca 400 - 500ml großes Einmachglas mit Verschlussdeckel, mit einer Hand voll Himalaja-Salz oder Halit-Salz Brocken füllen
- dann dieses Glas mit stillem Mineralwasser auffüllen und schließen
- nach ca 12 Std löst sich eine 26%ige Salzsole ab, der Rest der Salzbrocken bleibt am Boden des Einmachglas liegen
- **die Salzsole ist fertig**
- das Einmachglas kann so lange wieder mit stillem Mineralwasser nachgefüllt werden bis die ganzen Salz-Brocken komplett aufgelöst sind, es bildet sich automatisch immer wieder eine 26%ige Salzsole
- nun kann man täglich 1 TL Salzsole in eine Wasserflasche mit 250ml stillem Mineralwasser geben und über den Tag verteilt trinken (vorzugsweise kurz nach der Mahlzeit um die Verdauung anzuregen)
- 1 TL Salzsole entsprechen ca 1g Salz

- Salzsole ist in der Lage Ablagerungen im menschlichen Körper auf zu brechen, heißt dadurch können auch Schwermetalle wieder ausgeschieden werden
- Ebenso beeinflußt Salzsole den Säue-Basenhaushalt positiv
- Die Magen-Darm-Tätigkeit, sprich die Verdauung wird durch Salzsole ebenfalls angeregt und bietet somit eine natürlich Verdauungshilfe
- Morgens ca 30 Min vor dem Frühstück 1 TL Salzsole und 1/2 TL Natur-Natron in ein Glas stilles Mineralwasser 250ml mischen und trinken (ein magisches Getränk)
- Oder morgens ca 30Min vor dem Frühstück 1 TL Salzsole in 250ml stillem Mineralwasser mischen und trinken (die Salzsole durch die Zähne ziehen, dadurch werden die Zahnfleischtaschen mit dem Salz gespült und Bakterien werden eliminiert
- Salz ist das beste natürliche Schlafmittel das es gibt. Wenn man nicht einschlafen kann, trinkt man ein Glas Wasser und legt sich danach ein paar Salzkörner (hochwertiges Salz) auf die Zunge und lässt diese sich dort auflösen. Das Salz stimuliert das serotonerges System im Gehirn und lässt uns dadurch einschlafen

Himalaja-Salz-Brocken oder Halit-Salz-Brocken 1kg kosten zwischen 4,00 - 10,00.-€ und sind übers Internet oder im Bio-Laden zu beziehen. Ein gutes Quellsalz aus einer Saline kann man problemlos übers Internet oder in Bio-Laden kaufen. 1Kg kostet ca. 6 - 8.-€

Wissen ist nicht genug;
wir müssen es anwenden.
Wollen ist nicht genug;
wir müssen es tun!

Johann Wolfgang von Goethe

Ohne den Zeigefinger zu heben oder belehren zu wollen, abschließend ein paar Tipps und Empfehlungen:

- *meidet Gluten-haltige Lebensmittel*
- *esst keinen verarbeiteten weißen Zucker*
- *nehmet natürliches Steinsalz statt raffiniertes jodiertes Koch/Tafelsalz*
- *trinkt keine Milch*
- *esst Butter statt Margarine*
- *trinkt nicht aus Plastikflaschen*
- *benutzt nur Fluorid-freie Zahnpasta*
- *nehmt statt Deospray Natur-Natron und pudert es euch unter die Achseln*
- *tragt keine Sonnenbrille*
- *lasst euch und eure Kinder nicht impfen*
- *meidet Aspartam und Glutamat*
- *trinkt kein Leitungswasser*
- *esst wenig Weißmehlprodukte*
- *esst Eier nur von glücklichen freilaufenden Hühnern*
- *esst Fleisch nur von streßfrei geschlachteten Tieren und aus artgerechter Haltung*
- *meidet Mikrowellenessen*
- *trinkt täglich 2-3 Liter stilles Mineralwasser*
- *geht im Sommer täglich die erste halbe Stunde ohne Sonnenschutzmittel zum Baden*
- *esst Bio-Äpfel immer ganz, mit Schale, Kerngehäuse und Kernen*
- *lauft so oft es geht barfuß*
- *nehmt Kernseife zum Duschen*
- *schaut wenig bis kein TV*
- *lasst euch nicht den ganzen Tag vom Radio berieseln*
- *esst überwiegend frische unverarbeitete Nahrungsmittel*

... und seid immer im Jetzt!

GESUNDHEITSVORSORGE "GRUNDPAKET"

Um grundsätzlich Mangelerscheinungen gar nicht erst entstehen zu lassen, denn Mangel führt unweigerlich zu Krankheit, sollten wir unserem Organismus täglich ein Grundpaket von bestimmten Substanzen zur Verfügung stellen. Die Gesundheit sitzt im Darm, deshalb sollte erst einmal eine Darmsanierung mit anorganischem-Schwefelpulver (siehe Seite 10-13) durchgeführt werden.

1. Um den INR-Wert zu optimieren, heißt die Fließfähigkeit unseres Bluts zu verbessern, tägliche Einnahme von Nattokinase (siehe Seite 19) oder OPC (siehe Seite 21)

2. Um die optimale Funktion unseres Organismus zu gewährleisten, tägliche Einnahme von Vitamin-D3 (siehe Seite 60-63) plus Magnesium (siehe Seite 35 und 52)

3. Um unsere Nerven und Gehirnfunktion zu verbessern, tägliche Einnahme von Vitamin-B12 (siehe Seite 64-66)

4. Um Gewebeaufbau und lebenswichtige Prozesse im Körper zu ermöglichen, tägliche Einnahme von natürlichem Vitamin-C (siehe Seite 57-59)

5. Um unserem Organismus überhaupt das zu geben, aus dem wir zu 2/3 bestehen, nämlich Wasser (siehe Seite 83-85), täglich 2-3 Liter gutes stilles Mineralwasser trinken, plus natürliches Salz (siehe Siete 83-85) einnehmen

Wenn wir diese fünf elementar wichtigen Bausteine beachten und auch umsetzen, sind wir einen großen Schritt weiter in Richtung, gesund werden und gesund bleiben.

Quellen

Nattokinase

- www.naturheilpraxis-hollmann.de/nattokinase.pdf
- Deutsche Ausgabe Nov. 2008 Allergy Research Group Newsletter
- Dr. Rüdiger Scholl, Wie Sie ihr Thrombose-Risiko natürlich ausschalten, Das Wunderenzym Nattokinase entschärft die tickende Herz-Kreislauf-Bombe, 1.Januar 2009, Food for Health
- https:/www.zentrum-der-gesundheit.de/blutverduenner-natuerlich-ia.html
- http://www.nbihealth.com/t-nattokinase-research.aspx

» Klinische Versuche, Epidemiologie der koronaren Herzkrankheiten bei Männern im Alter von 40 und mehr. August 2004. Nationale Institute der Gesundheit, 13.Sept. 2004 http://www.clinicaltrials.gov/ct/show/NCT00069797?order=31

» Y. Suzuki, K. Ichise, Y. Tsukamoto, T. Urano, K. Umemura, Ernährungsergänzung mit fermentierten Sojabohnen unterdrückt intimale Verdickung. Ernährung, 19. March 2003

» Verhindern Sie Herzinfarkt und Schlaganfall mit starkem Enzym, das tödliche Blutgerinsel in Stunden auflöst. Health Sciences Institut, März 2001

» Maruyama M, Sumi H. Wirkung von Natto Diät auf Blutdruck. JTTAS, 1995

Auricularia Pilz

- Franz Schmaus, Heilen mit Pilzen, Das große Handbuch der Mykotherapie: Gesundheit aus der Natur, 1.Mai 2012, MykoTroph-Verlag
- http:/www.heilenmitpilzen.de/auricularia.htm
- Dr. Phil. Doris Steiner-Ehrenberger, Blut verdünnen mit dem Auricularia Heilpilz, www.natur-wissen.com2014/04
- http:/mykowelt.com/judasohr-auricularia-polytrcha-mu-err-pilze/
- www.medizinalpilze.de/upload/brosch_gmmt_finale_120dpi.pdf
- http://lamedica.at/information/kraeuter/pilze/auricularia.pdf
- www.bs.pharmaaconsulting.de/pdf/PM_6_2015-auricularia.pdf

OPC

- http://www4ger.dr-rath-foundation.org/natuerliche_gesundheit/opc_Traubenkerne_Studium.htm
- Roberz Franz, OPC-Das Fundament menschlicher Gesundheit, 1.Januar 2016, Maya Media-Verlag
- ZeitenSchrift Ausgabe Nr.62, 2009 Quartal 2/OPC:der Pflanzenstoff, der auf uns wie ein Jungbrunnen wirkt! Benjamin Seiler
- http://othes.univie.ac.at/3979/
- https://www.thieme-connect.com/products/ejournals/html/10.1055/s-2005-917998

L-Arginin

- Prof. Dr. Horst Robenek, Universitätsklinikum Münster, Peta Forum / Pharmazeutische Zeitung Ausgabe 05/2014
- Robert F. Furchgott, Louis J. Ingnarro, Ferid Murad / Nobelpreis für Medsizin, Erforschung Stickstoffmonoxid (L-Arginin)
- Ogata Takahashi, Medizinische Universität Fukushima / Lungen-Bluthochdruck-Lungenembolie "Fukushima journal of medical science 10/2010
- Prof. Dr. Robenk Horst, "Arteriosklerose, Herzinfarkt, Schlaganfall. Therapeutisches Potential von L-Arginin. 7.Aufl.2010

• Imhof M. et al: Mikronährstoffe in der Ferilitätsbehandlung. 16 (Sonderheft 5) Ausgabe Österreich
• Burgerstein et al; Handbuch Nährstoffe, 2013
• http://www./-argininwissen.de/
• http://aminosaeure.org/aminosaeuren//-arginin
• https://www.thieme-connect.com/products/ejournals/html/10.1055/s-2005-865070

Kurkuma/Kurkumin
• Quellen Vergleich USA/Indien/Krebs: Globogan 2000: Krebshäufigkeit, Sterblichkeit und weltweite Prävalenz. Lyon, Frankreich:IARC Press 2001
• Studie zu Senkung Cholesterinspiegel: https://www.ncbi.nlm.nih.gov./pubmed/19151449
• Studie zu hohem Blutzucker: https://www.ncbi.nlm.nih.gov/pubmed/22108476
• Studie zu Rheuma: https://www.ncbi.nlm.nih.gov/pubmed/22407780
• Klaus Oberbeil: Kurkuma-die heilende Kraft der Zauberknolle, 6/2012
• US-amerikanische Gesellschaft für Onkologie, deutsche+österreichische
• http://www.karger.com/article/abstract/542613
• https://www.thieme-connect.com/products/ejournals/html/10.1055/s-0035-15701#m65711
• https://www.thieme-connect.com/products/ejournals/html/10.1005/s-0030-1262403
• Studien zu Krebs: https://www.ncbi.nlm.nih.gov/pubmed/21603867 und httos://www.ncbi.nlm.nih.gov/pubmed/21742514
• Studie zu Alzheimer: https://www.ncbi.nlm.nih.gov/pmc/articles/PMC3665200/
• Studie zu Verdauungsbeschwerden: https://www.ncbi.nlm.nih.gov/pmc/articles/PMC4080703/
• Studie zu Arthrose: https://www.ncbi.nlm.nih.gov/pmc/articles/PMC5036591/

Ingwer
• Ellen Heidböhmer, Gesund mit Ingwer, 1.März 2006, Herbig-Verlag
• Birgit Gey-Kemper, Wunderbare Wurzelkraft Ingwer Wirkprinzipien und Heilanwendungen von A-Z, 2.Januar 2004, Sanoform-Verlag
• https://www.uniklinik-freiburg.de/nc/presse/publikationen/im-fokus/datailansicht/presse/41.html
• http://www.naturinstitut.info/ingwer.html

Schwedenkräuter
• Maria Treben, Gesundheit aus der Apotheke Gottes, 1.Januar 1995, Ennsthaler-Verlag
• Eca Marbach, Heilen mit Schwedenkräutern, 1.April 2009, Marbach-Verlag
• Dr. Angela Fetzmer, Schwedenbitter-Gottes Wundertrank oder Teufels Elexier?, 22.Nov. 2014, Create Space Independent Publishing Platform

Chrompicolinat
• Dr. Walter Mutz, US. Dept of Agiculture
• Dr. Gary Evans Prof. D. Chemie, Minnesota State University USA
• Studie Zentrum für Gesundheitswissenschaften Texas Universität USA
• https://www.thieme-connect.com/products/ejournals/html/10.1055/s-0035-1549232
• https://www.thieme-connect.com/products/ejournals/html/10-1055/s-0031-1298563

R-Alpha Liponsäure
• Codex Humanus, das Buch der Menschlichkeit Band 1, 2.Auflage Februar 2016, Vitaminum ProLife
• https://www.naturepower.de/vitalstoff-journal/aus-der-forschung/fettsaeuren/alpha-liponsaure
• https://www.supplementa.com/gesundheitsjournal/aplpa-liponsaure
• www.orthoknowledge.eu/alpha-liponsaure

Maitake Pilz
- Franz Schmaus, Heilen mit Pilzen, Das große Handbuch der Mykotherapie: Gesundheit aus der Natur, 1.Mai 2012, Myko Troph-Verlag
- www.vitalpilzratgeber.de/maitake
- www.mykotherapien.com/vitalpilze.asp

Eierschalen-Membran
- https://naturepower.de/vitalstoff-journal/naehrstoffe-von-a-z/glossar-e/eierschalenmembran/
- Andreas Schauffert, Gesund durch Wissen, 2.Auflage 2012, ShakerMedia GmbH
- https://eierschale.wordpress.com/2012/05/04/eggshall-membran/
- http://de.nemjointhealth.com/sicience-supported/

Magnesiumchlorid
- Ane Marie Lajusticia Bergase, Die erstaunliche Wirkung von Magnesium, 1.Juni 2013, Ennsthaler-Verlag
- Ane Marie Lajusticia Bergase, Kampf der Arthrose, 9.Februar 2015. Ennsthaler-Verlag
- Dr. Marc Sircus, Transdermale Magnesiumtheraoie, 28.Oktober 2015, Kopp-Verlag
- Brigitte Hamann, Magnesiumöl, 26.August 2015, Kopp-Verlag

MSM
- Frank Liebke, MSA eine Super-Substanz der Natur,2004, VAK-Verlags GmbH
- Earl Mindel, Die neue Vitaminbibel, Heyne-Verlag 2007
- Dr. Med. Petra Wenzel, Die Vitalstoffentscheidung, Maya Media-Verlag 2008
- Michael Labiner, Organischer Schwefel, Aufsatz, veröffentlicht in Kent-Depesche, Mehr Wissen besser Leben, 2004
- http://bermibs.de/fileadmin/pdf/www,naturepower,ch/gesundheitsbriefe/news338-wissenswertes_zu_msm_(methylsulfonylmethan)(2).pdf
- http://www.files.bermibs.de/fileadmin/pdf/www.naturepower.ch/aufsaetze/vitalstoffe/msm-organischer_schwefel-entgiftung_des_koerpers_bei_chronischen_leiden.pdf
- http://www.natur-wissen.com/wp-content/uploads/2014/04/2016_2_schwefel.pdf

DMSO
- Dr. rer. nat. Hartmut P.A. Fischer, Das DMSO-Handbuch-verborgenes Heilwissen aus der Natur, Dritte Auflage Januar 2014, Daniel-Peter-Verlag, Schnaittach
- www.gesundheitlicheaufklaerung.de/dmso-ein-verkanntes-wundermittel
- S.W.Jacob,"DMSO: Gegenwart und Zukunft", 1985 Springer-Verlag Berlin Heidelberg, Seite 3-15
- R.J. Herschler,"DMSO-eine neue Perspektive", 1985 Springer-Verlag Berlin Heidelberg, Seite 21-25
- Dr. Morton Walker, DMSO Nature`s Healer, deutsche Übersetzung der amerikanische Original-ausgabe: http://www.dr-peterklose.de/wp-content/uploads/2012/08/DMSO-Dr.Morton.Walker.pdf

Melatonin
- PD Dr. Med. Dieter Kunz, St. Hedwig-Krankenhaus Berlin, Deutsches Herzzentrum Berlin und Institut für Physiologie, Charite-Universitätsmedizin Berlin "Schlafstörung und Depression" Melatonin taktet die innere Uhr neu
- https://de wikipedia.org/wiki/melatonin

- https://melatonin-info.org/,elatonin-mangel.html
- http://www.diegesundheitsseite.de/hilfenfrorgane/hormone/melatonib
- Dr.Dr. Walter Pierpaoli u. William Regelson, "Melatoni-Schlüssel zur ewigen Jugend, Gesundheit und Fitness", April 1996 Goldmann-Verlag München
- Codex Humanus, das Buch der Menschlichkeit Band 1, 2.Auflage Februar 2016, Vitaminum ProLife
- Univ. Prof.DDr. Siegfried Kasper, Universitätsklinik für Psychatrie und Psychotherapie Med Uni Wien, AKN: www.billrothaus.at Gesellschaft der Ärzte in Wien
- http://www.diss.fu-berlin.de/diss/receive/fudiss_thesis_000000005781
- https://www.aerzteblatt.de/pdf/98/31/a2041.pdf
- https://www.hieme-connect.com/products/ejournals/html/10.1055/s-2002-28352
- http://lex.referat/wiki/melatonin

L-Tryptophan
- http://www.aminosäure.org/aminosaeuren/l-tryptophan
- http://www.vitamine-ratgeber.com/aminosaeuren/l-tryptophan/
- Alexander Wehr, "Blickpunkt Therapiestrategien mit L-Tryptophan", Aesopus-Verlag 1. Januar 1999
- http://www.ncbi.nlm.nih.gov/pubmed/469515
- http://www.ncbi.nlm.nih.gov/pubmed/6764927
- Dr. Detlef Nachtigall, "Ratgeber Naturheilmittel - Welche Wirkungen sind belegt?: Die wichtigsten Heilpflanzen auf einen Blick", 3. November 2013, CreateSpace Independent Publishing Platform

Sango Meereskoralle
- Dr. Rienhard Danne, "Sango Meereskoralle", Nahrungsergänzung aus dem Ozean, Hans-Nitsch-Verlag 2006
- http://sango-meeres-koralle.info/
- Https://www.zentrum-der-gesundheit.de/sango-koralle-calcium.html
- Sighart Wolf,"Bioverfügbarkeit von organischen und anorganischen Verbindungen", als PDF, Pharmazeutische Zeitung
- http://sango-meeres-koralle.info/einsatzmoeglichkeiten-der-sango-meeres-koralle

Schwarze Zuckerohr-Melasse
- http://die-nahrung.de/melasse-ein-gesundes-energetikum-und-heilmittel/
- Cyril Scott:"Das schwarze Wunder", Eine natürliche "Wundernahrung", Mai 2010, 19.Auflage. Vita Reform Verlag AG / Schweiz
- "Sugar Research Foundation", New York USA Staatsuniversität Ohio...
- Dr. Frederick William Forbes-Ross (1867-1913) Arzt London
- http://digigalleria.net/krebs-nur-eine-krankheit/viewtopic.php?t=114
- http://www.j.lober.de/gesund/ernaehrung/melasse.htm

Blütenpollen
- Paul Uccnic, "Doktor Biene", Ariston 2001
- Bayrisches Landesamt für Weinbau und Gatenbau - Fachzentrum Bienen
- http://www.allgaeuer-wanderimkerei.de/inhaltsstoffe/
- Imkerei Linke, Illerbergerstr. 23, 89250 Senden
- Berd Dany, "Rund um den Blütenpollen", Ehrenwirth-Verlag 2002
- http://propolis-ratgeber.info/bluetenpollen/

Vitamin C
- webmed.chPDF-DasVitaminC-Buch
- Codex Humanus, das Buch der Menschlichkeit Band 2, 2.Auflage Februar 2016, Vitaminum ProLife
- Mit Linus Paulings Forschungsergebnissen gesund werden - gesund bleiben. Vitamin C Polisphere, 2006
- Linus Pauling "Das Vitamin - Programm: Topfit bis ins hohe Alter", 13.Oktober 2004, Goldmann-Verlag 2004
- http://www.liposomales-vitaminc.net
- http://www.greenleaves-vitamins.de/liposomales-absorptionstechnologie/?gelid=CLv9vYDIONICF QILOwodRvKFEg
- http://www.mind-difference.info/super-naerstoffe-liposomal/liposomal-vitamin-c/
- http://www.bbc.com/news/health-26038460
- http;//www.impfkritik.de/pressespiegel/2009111401.html
- http://www.liposomalvitaminc-test-bewertungen.de/
- K.Schumann, "Vitamine, Spurenelemente und Mineralstoffe", Prävention und Therapie mit Mikro-nährstoffen, 2002, Georg Thime-Verlag Stuttgart
- E. Schmidt und N. Schmidt, "Leitfaden Mikronährstoffe", Orthomolekulare Prävention und Therapie, 1.Auflage 2004, Urban Fischer-Verlag München

Vitamin D
- Dr. Raimund von Helden, Gesund in sieben Tagen, Dresden 2011, 20. Auflage Hygeria-Verlag
- DKFZ (Deutsches Krebsforschungszentrum) "Erhöhte Sterblichkeit bei Vitamin D-Mangel". Presse-mitteilung Nr.25/ 24.04.2013 von Koh
- Robert Koch Institut 2012 "Vitamin D-Status in der deutschen Bevölkerung"
- European Journal of Clinical Nutrition 2008 "der Vitamin D-Status korreliert mit der Gesundheit bei deutschen Erwachsenen
- Eidgenössisches Department des Innern EDI, Bundesamt für Gesundheit BAG, Direktionsbereich Verbraucherschutz, "Vitamin D-Mangel: Datenlage, Sicherheit u. Empfehlungen für die Schweizer Bevölkerung", März 2012
- British Journal of Cancer, 2014 Juni, "Vitamin D-Nahrungsergänzungen und Krebsaufkommen sowie Krebssterblichkeit: Eine Meta-Analyse
- Schurgers LJ et al. "Die Rolle von Vitamin K und K-abhängige Proteine bei Gefäßverkalkung" Z Kardiol, 2001, 90 Suppl 3
- R. Prabhoo, TR Prabhoo, "Vitamin K2 eine neuartige Therapie für Osteoperose", J Indian Med ASSOC, 2010 April
- Vitanin D3: Doktorarbeit aus dem Jahr 1973 von Brita-Maria Schlüter-Eisenach, zu "Vitamin D3 Prophylaxe im ersten Lebensjahr".
- Jeff Bowls, "Hochdosiert", Die wundersamen Auswirkungen extrem hoher Dosen von Vitamin D3: Das große Geheimnis, das Ihnen die Pharmaindustrie vorenthalten will", 2013
- Jörg Spitzer, "Superhormon Vitamin D, So aktivieren Sie Ihren Schutzschild gegen chronische Erkrankungen", Graefe und Unzer Verlag 2011
- https://www.vitamind.net/magnesium/

Vitamin-B12

- Thomas Klein, Volkskrankheit Vitamin-B12-Mangel: Über die schwerwiegenden Folgen geringer Zufuhr, gestörter Aufnahme und Verwertung von Vitamin-B12; Hygeia-Verlag 4. Auflage 2013
- https://www.zentrum-der-gesundheit.de/alzheimer-ia.html
- http://www.vitamin-b12.de/psyche-gehirn/
- https://de.wikipedia.org/wiki/Cobalamine
- https://www.zentrum-der-gesundheit.de/vitamin-b12-schutz-gehirn-nerven-ia-html
- https://www.zentrum-der-gesundheit.de/vitamin-b12-ia.html
- http://www.vitaminb12.de/mangel/
- https://de.sott.net/article/4734-Bessere-Versorgung-mit-Vitamin-C-und-Vitamin-B12-erhoht-Lebenserwartung

Kolloidales Silber

- Dr. Josef Pies und Uwe Reinelt, "kolloidales Silber, das große Gesundheitsbuch für Mensch, Tier und Pflanze", 8.Auflage 2013, VAK-Verlag GmbH
- https://www.zeitschrift.com/artikel/kolloidales-silber-legt-die-viren-lam
- https://de.m.wikipedia.org/wiki/kolloidales_silber
- https://www.gesundheitsaufkaerung.de/kolloidales-silber-uealtes-heilmittel-mit-antibiotischer-wirkung
- https://wissenschaft300.wordpress.com/2016/02/15/rockefeller-und-kolloidales-silber-die-groeste-pharma-verschwoerung-alle-zeiten/
- Werner Kühni, "Kolloidales Silber als Medizin: Das gesunde Antibiotikum", 1.Juni 2008, AT-Verlag
- http://www.inar.de/kolloidales-silber-toetet-alle-bekannten-viren-bakterien/
- http://lymenet.de/shgs/corryw/kolloidsilver.pdf
- Hans Wagner,"Kolloidales Silber: Der natürliche Ersatz für Antibiotika richtig angewendet", 11. August 2008, Südwest Verlag

Grapfruitkernextrakt

- http://www.grapfruitkern-extrakt.com/anwendung.html
- Shalila Sharamon und Bodo J. Bginski, "Das Wunder im Kern der Grapfruit", 1.Januar 2010 Windpferd-Verlag
- Allan Sachs, "Gesundsein mit Grapfruit-Kernextrakt", 1.Januar 1997, Sythesis-Verlag
- Jens Meyer-Wegener,"Grapfruit-Kernextrakt-Das biologische Wundermittel", 1.Januar 1997 Mosaik-Verlag

Zeolith/Bentonit

- Prof.em.Prof.Dr.med.habit.Karl Hecht,"Antworten auf 100 Fragen zur gesundheitsfördernden Wirkung des Naturzeoliths", 1. Auflage Dezember 2015, Spruchbuch-Verlag
- Dr.med. Ilse Triebing, Ingomar W. Schweiz,"Der Stein des Lebens, Wie das Vulkanmineral Zeolith Klinoptilolith Ihre Gesundheit und Ihr Leben rettet", 20.September 2012, Hermagoras-Verlag
- http://zeolith.com/zeolith
- Prof.Dr. Karl Hecht," Heilenmit dem Zeolith-Mineral Klinoptilolith", Harau und München 2012
- Prof.Dr. Karl Hecht,"Naturmineralien Teil 1, Schätze für unsere Gesundheit", In Raum + Zeit. 151/2008

• Prof.Dr. Karl Hecht,"Naturmineralien. Teil 2. Die erstaunliche Kraft des Zeolith, In Raum + Zeit 152/2008

Natron

• https://de.m.wikipedia.org/wiki/Warburg-Hypothese
• Studie am Mofitt Cancer Center in Tampa, Florida / 2009: http://www.mofitt.org//
• Studie Universität Arizona USA: http://www.curenauralicancro/pdf/bicarbonate_increases-tumor-ph-and-inhibits-metastases.pdf
• Dr med. Marc Sircus,"Natriumbicarbonat, Krebsheilung für jedermann", Ausgabe 1.Januar 2014, Mobi Well-Verlag
• Dr. Tullio Simoncini,"Krebs ist ein Pilz", Ausgabe 10.Mai 2015, Humble, Jim-Verlag 1. Auflage
• Dr Leonard Coldwell,"Instinktbasierte Medizin, Wie sie ihre Krankheit...und ihren Arzt überleben", 1. Auflage 9.Juni 2015, Humble, Jim-Verlag
• http://www.melhorn.de/schlaganfall
• http://j-lober/gesund/ernaerung/backpulver/backpulver-als-heilmittel.htm
• BIOspektrum | 06.16 | 22. Jahrgang Springer
• Berliner Zeitung, 11.02.2006, Sabine Behrends, "Krebs ist eine Stoffwechselentgleisung"
• idw, Axel Burchhardt Stabsstelle Kommunikation / Pressestelle, Friedrich-Schiller-Universität Jena, 09.01.2006, "Wie man Krebszellen von innen verbrennt", Ernährung / Gesundheit / Pflege, Medizin überregional / Forschungsergebnisse / Deutsch

---

• 1985 Pharmakonzen Geigy (Schweiz), 1996 / 2002 Lebensmittellabor Karlsruhe/Sanatorium Oberthal http://holistisches-gesundheitskonzept.de/obst-und-gemuese-heute-und-vor-50-jahren
• "Das Geheimniss der 91 essentiellen Nährstoffe", aus dem Buch "Dead Doctors don`t lie", von dem, für den Nobelpreis nominierten Arzt für Human- und Veterinärmedizin, Dr Joel D. Wallach
• Erika Herbst, "Die Heilkunst von Morgen - Die Lösung des Krebsproblems", 2001 Selbsthilfegruppe Mündiger Bürger

---

Lugol`sche-Jodlösung

• Flaine Hollingsworth, Direktorin des Hippokrates-Health-Centre in Gold Coast, Queensland Australien,"Brom statt Jod", wie ein altbewährtes Hausmittel durch Gift ersetzt wurde. Nexus 41 Juni-Juli 2012
• https://de.sott.net/article/20382-jod-unterdrucktes-wissen-das-ihr-leben-verandorn kann
• https://de.sott.net/article/20029-groflachigerunbekannter-jodmangel-fehlinformationen-zur-jodversorgung-gefarden-ihre-gesundheit
• https://de.sott.net/article-jodmangel-in-europa-eine-heruntergespielte-gefahr
• Lynn Farrow,"Die Jodkrise", Wie das neue Wissen über ein uraltes Heilmittel ihr Leben retten kann, 1.August 2015, MobiWell-Verlag

• Kyra Hoffmann, Sascha Kauffmann,"Jod, Schlüssel zur Gesundheit", Wiederentdeckung eines vergessenen Heilmittels, 20. Juni 2016, Systemed-Verlag GmbH
• https://www.zentrum-der-gesundheit.de/fluoride-blockieren-die-Schilddrüse-ia.html
• https://www.armbruster-medical-center.de/unsere-leistungen/jod-mangel-html

Salzsole
• F. Batmanghelidj, "Sie sind nicht krank, Sie sind durstig"! Heilung von innen mit Wasser und Salz, 14. Auflage 2003, Vak-Verlag
• F. Batmanghelidj, "Wassertrinken wirkt Wunder, Erfolgsberichte von chronischen Krankheiten", 1.Februar 2014, Vak-Verlag
• Prof. Dr. Med. Wolfgang Exel, "Wasser heilt!, Trinken, Entschlacken, Baden, Kneipen", 2.Auflage 23.März 2009, Kneipp-Verlag
• Dr. Med. Barbara Hendel, Peter Ferreira, "Wasser und Salz, Urquell des Lebens", 2001 INA-Verlag
• Gabriele Zimmermann, "Heilen mit Wasser und Salz, Entschlackend-Entgiftend-Zellverjüngend-Anwendungen von A-Z", 1.September 2008, Herbig-Verlag

---

• https://www.zentrum-der-gesundheit.de/beta-blocker-ia.html
• https://de.sott.net/article/1145-Die-Wahrheit-uber-gesattigte-Fette
• https://de.sott.net/article/12001-Cholesterin-ist-lebenswichtig-und-harmlos-Finger-weg-von-Statinen
• https://www.vitaminexpress.org/de/vitamin-k2
• https://de.sott.net/article/4416-Vorsicht-mit-Blutdruck-Medikamenten
• www.scienceblog.at/wozu-braucht-unser-Gehirn-so-viel-Cholesterin
• https://de.wikipedia.org/wiki/Peter_C._Gotzsche
• www.cbnetwork.org/5841.html
• www.sueddeutsche,de/gesundheit/kritik-an-arzneimittelherstellern-die-pharmaindustrie-ist-schlimmer-als-die-mafia-1.2267631
• Peter C. Gotzsche, tödliche Medizin und organisierte Kriminalität: Wie die Pharmaindustrie unser Gesundheitswesen korrumpiert, Riva-Verlag 2014

Nachtrag zu INGWER
• https://www.greenmedinfo.com/disease/breast-cancer-stem-cells
• https://www.ncbi.nlm.nih.gov/pubmed/15280001/
• https://www.ncbi.nlm.nih.gov/pmc/articles/PMC4106649
• https://www.ncbi.nlm.nih.gov/pmc/articles/PMC4176122/
• https://www.ncbi.nlm.nih.gov/pubmed/17210912
• https://www.ncbi.nlm.nih.govpmc/articles/PMC3426621/
• https://www.ncbi.nlm.nih.gov/pmc/articles/PMC4106649/

Betain & Pepsin

- https://www.nexus-magazin.de/artikel/lesen/warum-magensaeure-wichtig-fuer-unsere-gesundheit-ist?context=blog
- https://de.sott.net/article/18073-Ein-weit-verbreitetes-Problem-warum-zu-wenig-magensaure-krank-macht-und-was-man-tun-kann
- https://netzfrauen.org/2016/05/14/big-pharma-pharmaindustrie-schlimmer-als-die-Mafia/
- http://www.praxis-drschreck.de/saeureblocker.html
- Https://www.zentrum-der-gesundheit.de/saeureblocker-ia.html
- http://www.pharmazeutische-zeitung.de/index.php?id=61530
- https://www.ncbi.nim.nih.gov/pubmed/26657
- https://www.ncbi.nim.nih.gov/pubmed/26882076

Anorganischer Schwefel

- Dr. med. Habil. Dr. Karl J. Probst, "Warum nur die Natur uns heilen kann: Wissenschaftliche Fakten zur Entstehung von Krankheiten und Gesundheit", 2. Auflage, Telomit GmbH 15. Februar 2016
- Dr. med. H. Will, "Der 'kleine Hausdoktor", Das Allernötigste zur Selbstbehandlung von Mensch und Tier mit Homöopathie nebst naturgemäßer Anwendung von Diät, Verlag Dr. Will, Berlin Januar 1927, 12.-17. Tausend
- http;//www.spektrum.de/lexikon/biochemie/schwefelstoffwechsel/5601
- http://www.forumviasanitas.org/wp-content/uploads/download-manager-files/OM-Seminar%20E_Boehm_E-Learning-Skriptum_Mineralstoffe%20Teil%205.pdf
- http://www.dr-probst.com/

Capsaicin

- https://www.sciencedaily.com/releases/2015/04/150423085442.htm
- https://www.ncbi.nlm.nih.gov/pubmed19798065
- https://www.aerzteblatt.de/nachrichten/63716/Capsaicin-Scharfes-Essen-senkt-Sterberisiko-von-Cinesen
- https://www.aerzteblatt.de/nachrichten/42303/Chili-senkt-den-Blutdruck
- https://de.wikipedia.org/wiki/Capsaicin
- Https://www.ncbi.nlm.nih.gov/pubmed/13129472
- https://www.ncbi.nlm.nih.gov/pubmed/19002586
- https://www.ncbi.nlm.nih.goc/pubmed/19798065
- http://journals.pols.org/polsone/article?id=10.1371/journal.pone.0010243
- https://www.ncbi.nlm.nih.gov/pubmed/16923216
- http://www.sciencedirekt.com/science/article/pii/0049384885901963
- https://www.ncbi.nlm.nih.gov/pubmed/7895549
- Https://www.ncbi.nlm.gov/pmc/articles/PMC1383188/

Coenzym Q10

- http://www.orthoknowledge.eu/coenzym-q10/
- https://www.ncbi.nlm.nih.gov/pubmed/8550248
- https://www.ncbi.nlm.nih.gov/pubmed/18272335
- https://www.ncbi.nlm.nih.gov/pubmed/10416038
- https://www.ncbi.nlm.nih.gov/pubmed/16679553
- https://www.ncbi.nlm.nih.gov/pubmed/12374491
- https://www.aerzteblatt.de/nachrichten/54539/Herzinsuffizienz_Qoenzym-Q10-senkt-Sterblichkeit-in-Studie
- http://www.gesundheitsinstitut-deutschland.de/coenzym-q10-neueste-studien/
- https://www.pharmanord.de/news/grosse-studie-mit-q10-von-pharma-nord-abgeschlossen
- http://www.orthoknowledge.eu/ubichinol/
- http://www.vitalstoff-lexikon.de/Weitere-Vitalstoffe/Coenzym-Q10/Funktion.html
- http://www.co-enzym.q10.com/studien.html
- https://www.zentrum-der-gesundheit-de/coenzym-q10-wirkung.ia.html

Zu: MINERALIEN / VITAMINE

Vitamin-D "Das Sonnenvitamin" - Formeln und Rechnungen

Vitamin D-Speicher ***auffüllen*** - Formel / Rechnungen dazu:

Gewünschter Anstieg	x	Körpergewicht	x	186,666	
I		I		I	
30 ng/ml	x	75 kg	x	186,666	= 419.998,5
				sind ca 400.000 IE Vitamin D3	

Gewünschter Anstieg	x	Körpergewicht	x	186,666	
I		I		I	
30 ng/ml	x	90 kg	x	186,666	= 503.998,2
				sind ca 500.000 IE Vitamin D3	

Gewünschter Anstieg	x	Körpergewicht	x	186,666	
I		I		I	
30 ng/ml	x	50 kg	x	186,666	= 279.999
				sind ca 300.000 IE Vitamin D3	

Vitamin D-Speicher ***erhalten*** - Formel / Rechnungen dazu:

Zu erhaltender Wert	x	Körpergewicht	x	28	
I		I		I	
60 ng/ml	x	75 kg	x	28	= 126.000 : 30 Tage = 4.200
					sind ca 4.000 IE Vitamin D3 täglich

Zu erhaltender Wert	x	Körpergewicht	x	28	
I		I		I	
60 ng/ml	x	90 kg	x	28	= 151.200 : 30 Tage = 5.040
					sind ca 5.000 IE Vitamin D3 täglich

Zu erhaltender Wert	x	Körpergewicht	x	28	
I		I		I	
60 ng/ml	x	50 kg	x	28	= 84.000 : 30 Tage = 2.800
					sind ca 3.000 IE Vitamin D3 täglich

Ich danke meiner Frau Andrea, die immer zu mir gestanden hat und die mich in meiner schwersten Zeit durch ihre besonderen Fähigkeiten und Begabungen aus dem tiefsten Tal der Dunkelheit gerettet hat.

Der Autor

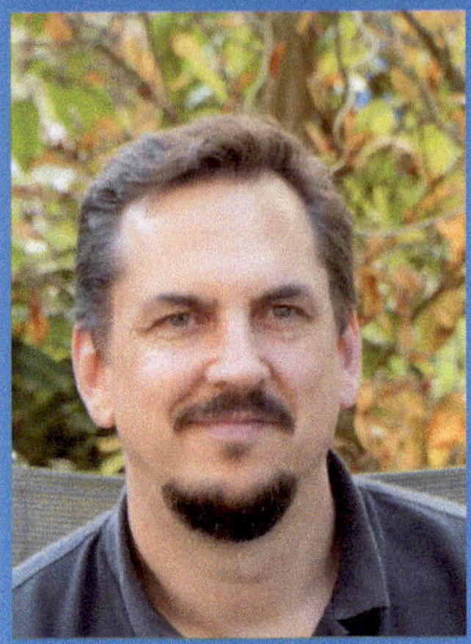

sascha m. jorkowski

Vital-Therapeut für Gesundheitsvorsorge

Der Autor beschäftigt sich seit zwei Jahrzehnten mit alternativen Methoden der Gesundheitsvorsorge. Er hat in dem Zusammenhang, sich selber und vielen Klienten, körperliche sowie seelische Lebensqualität ermöglicht. Vitalität und Gesundheitsvorsorge stehen dabei im Mittelpunkt. Er hat sich eigenständig von verschiedensten Gebrechen und Krankheiten erlöst und ist seither dabei sein Wissen und seine Erfahrungswerte an andere weiter zu geben. Dieses Buch stellt teilweise die Grundlage seiner Erkenntnisse dar.